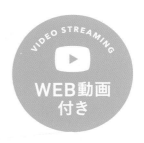

Clinical
Nursing
Skills

ひとりだちできる
透析看護

編集 **山田 哲也** 医療法人偕行会常務理事・透析事業本部 本部長

▶ **知識・技術**

▶ **基本的な処置**

▶ **症状トラブルとケア**

▶ **合併症と対策**

Gakken

Clinical Nursing Skills
Dialysis Nursing

編 集

山田 哲也　　医療法人偕行会 常務理事・透析事業本部 本部長

執 筆 （執筆順）

由元 由美　　医療法人偕行会 偕行会セントラルクリニック 主任

上野 彰之　　医療法人偕行会 偕行会セントラルクリニック 副部長

後藤 陽華　　医療法人偕行会 偕行会セントラルクリニック 看護課長

山本 妙子　　医療法人偕行会 偕行会セントラルクリニック 看護課長

櫻井 寛　　　医療法人偕行会 透析事業本部／偕行会セントラルクリニック 部長

鍋島 邦浩　　医療法人偕行会 名港共立クリニック 院長

加藤 香奈　　医療法人偕行会 名古屋共立病院 薬剤部 部長

櫻井 ひとみ　医療法人偕行会 名古屋共立病院 課長

森山 善文　　医療法人偕行会 本部 透析療法運動統括部 部長
　　　　　　　医療法人偕行会 名古屋共立病院 リハビリテーション室 室長

荒　美樹　　　医療法人偕行会 くわな共立クリニック 課長

水野 哲哉　　医療法人偕行会 くわな共立クリニック 主任

熊澤 ひとみ　医療法人偕行会 透析医療事業部 副事業部長

藤田 亞矢子　医療法人偕行会 海部共立クリニック 課長

高橋 恵理香　医療法人偕行会 海部共立クリニック

永井 のり子　医療法人偕行会 海部共立クリニック 主任

三浦 翔太　　医療法人社団偕翔会 静岡共立クリニック

耕田 真未　　医療法人偕行会 名港共立クリニック

編集担当：海辺雛子，黒田周作
カバー・表紙・本文デザイン：星子卓也
表紙イラスト：日本グラフィックス
本文イラスト：zoi，日本グラフィックス，青木　隆

はじめに

本書は，透析医療に携わることになった看護師の皆さんを対象に企画されました．

透析と聞いて，皆さんは何を連想されるでしょうか．「毎日同じことの繰り返しで面白みがない」「慢性疾患の患者さんなので難しい人が多い」など，後ろ向きな感情を持たれる方もいらっしゃるでしょう．

でもそうではありません．透析医療は単なる「腎不全の治療法」ではなく「全人的な総合医療」であり，目的意識をもって取り組めばいくらでも新しい課題を見つけることができて，工夫しがいのある，創造的な医療なのです．

透析導入の原因疾患の第1位である糖尿病は，腎臓だけでなく目も心臓も足も悪い方が多いですし，長いあいだ透析を受けていると動脈硬化をはじめとしたさまざまな合併症を起こしてきます．うつや認知症，不眠といった精神面の問題にも対処しなければなりません．高齢で通院が困難になった方をどうするか，社会資源の活用も考えなければなりません．

私は医師ですが，透析医療における医師の果たしている割合は，他科に比べると低く，看護師をはじめとしたコメディカルの仕事の比重が高い分野だと思っています．

幸運にも腎移植を受けられるごく一部の人を除けば，一生涯続けないといけない透析．ずっとやっていると，体調が良い時も悪い時もあれば，気分が落ち込むこともあります．そういう時に一番患者さんに寄り添えるのが看護師である皆さんなのです．皆さんが活躍できる部分がたくさんある，それが透析医療です．

日本の国家財政は莫大な負債をかかえており，そのあおりで医療費抑制政策はとどまるところを知りません．特に高額医療である透析は，毎回の改定のたびに診療報酬を削減されています．そのような厳しい状況の中で，私たちはいかに質の高い，より良い透析医療を提供できるか，常に問題意識をもって課題をみつけ改善し，工夫を重ねてきました．私たちが日頃考えて実践している医療を，わかりやすい文章と図，そして動画で著すことができたと自負しています．

皆さんの中には，自ら望んで透析室に配属された方も，希望と異なり不本意ながら透析医療に携わることになった方もあると思います．きっかけはどうであれ前向きに楽しく業務に取り組めば，きっと充実した毎日になるでしょう．本書がその一助となれば幸いです．

2022年1月

医療法人偕行会　常務理事・透析事業本部　本部長
山田　哲也

Contents

Web動画の見方

動画の再生方法

1 トップメニューから順番に動画を確認

お使いのブラウザに，下記URLを入力するか，右の2次元バーコードを読み込むことで，メニュー画面に入ります．希望の動画を選択し再生することも可能です．

https://gakken-mesh.jp/dialysis-nursing/

2 2次元バーコードから直接動画を確認

本文に印刷された2次元バーコードを読み取ると，動画の再生画面に直接ジャンプします．本文の解説と併せて動画を確認できます．

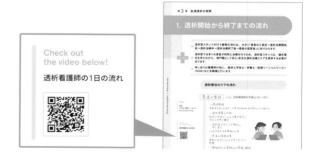

動画の一例

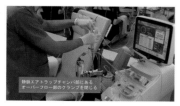

● プライミング後の点検

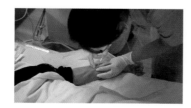

● 穿刺の手順

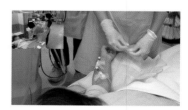

● 透析再開

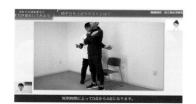

● 身体機能評価
（提供：(株)三和化学研究所）

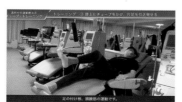

● 透析中の運動療法
（提供：(株)三和化学研究所）

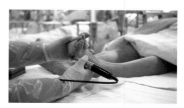

● フットケアの様子

推奨閲覧環境

- パソコン（WindowsまたはMacintoshのいずれか）
- Android OS搭載のスマートフォン/タブレット端末
- iOS搭載のiPhone/iPadなど

- OSのバージョン，再生環境，通信回線の状況によっては，動画が再生されないことがありますが，ご了承ください．
- 各種のパソコン・端末のOSやアプリの操作に関しては，弊社ではサポートいたしません．
- 通信費などは，ご自身でご負担ください．
- パソコンや端末の使用に関して何らかの損害が生じたとしても，弊社は責任を負わないものとします．各自の自己責任でご対処ください．
- 2次元バーコードリーダーの設定で，OSの標準ブラウザを選択することをお勧めします．
- 動画に関する著作権は，すべて株式会社学研メディカル秀潤社に帰属します．本動画の内容の一部または全部を許可なく転載，改変，引用することを禁じます．
- 動画は予告なく削除される可能性があります．

動画収録内容一覧

第2章 透析療法の基礎知識	● 超音波検査の様子
	● 超音波検査（機能測定，計測）
	● シャントPTAの様子
第3章 血液透析の実際	● 透析看護師の一日の流れ
	● 全自動血液透析装置における血液回路の組み立て
	● プライミング後の点検
	● 穿刺の手順
	● 一時離脱の手順
	● 透析再開の手順
	● 身体機能評価（提供：㈱三和化学研究所）
	● 透析中の運動療法（提供：㈱三和化学研究所）
第6章 透析患者の生活支援	● 足の観察
	● 炭酸ミスト
	● フットケアの様子

第 1 章

腎臓の基礎知識と透析の適応

Contents

1. 腎臓の構造と働き

Check

腎臓は脊椎を挟んで左右に一対存在する，それぞれの重さが150gほどの後腹膜臓器で，機能的単位であるネフロンと呼ばれる濾過装置で1日約150Lもの血液を濾過する働きをします．

濾過された血液の99%は再吸収され，残り1%の老廃物や余分な水分，酸・塩基を尿として体外に排出することによって，水分と電解質のバランスや血液の酸度を一定に保つ役割を果たします．

腎臓は，血圧を調節する「レニン」，血液をつくる「エリスロポエチン」，骨を丈夫にする「活性型ビタミンD」などのホルモンをつくります．

腎臓の構造

腎臓の位置（図1）

　　腎臓は後腹膜臓器です．脊椎を挟んで左右に1つずつ存在し，左側は第11胸椎から第3腰椎くらいの間にあり，右側は肝臓があるため左側より半椎体から1椎体ほど低い位置にあります．

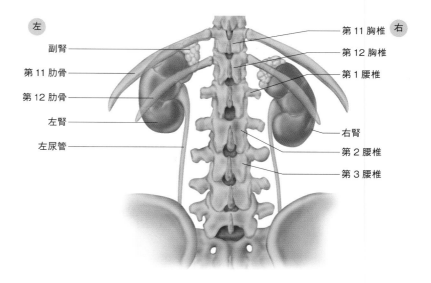

図1 ● 腎臓の位置
（落合滋之：腎・泌尿器疾患ビジュアルブック（改訂第2版）．p.3，学研メディカル秀潤社，2017より引用）

腎臓の大きさと形

　縦10〜12cm，幅5〜6cm，厚さ約3cm，重さ約150gで人の握りこぶしより
やや大きく，そら豆のような形をしています．

腎臓の構造（図2）

　腎臓の内側（脊柱側）のくぼみを腎門といい，腎動脈・腎静脈・尿管・リンパ管

a．腎臓の血管

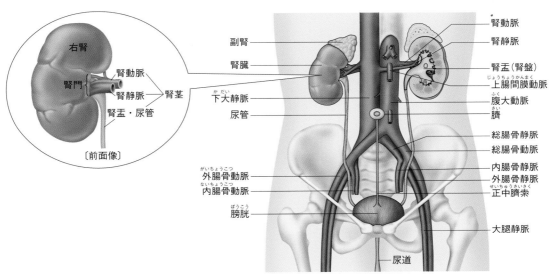

b．腎臓の縦断面

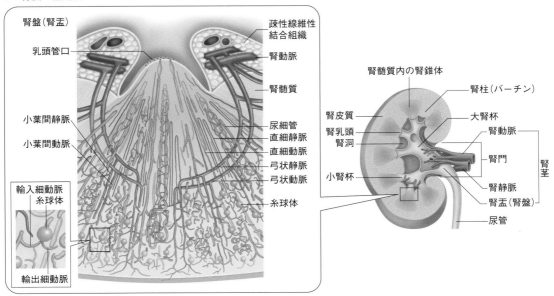

図2 ● 腎臓の構造
（落合滋之：腎・泌尿器疾患ビジュアルブック（改訂第2版）．p.2-4，学研メディカル秀潤社，2017より引用）

第1章　腎臓の基礎知識と透析の適応

などが出入りします（**図2a**）．また，腎臓は表面に近い皮質と内側の髄質の2層構造になっていて，運ばれた血液は皮質の糸球体で濾過されたあと，髄質内の尿細管と集合管で栄養素などが再吸収され，老廃物などの不要な液体は中心部の腎盂へ運ばれます（**図2b**）．

腎臓の働き

　腎臓は，体内の体液量やイオンバランスを一定の状態に維持するために，血液中の老廃物や余分な水分などを濾過して，尿として体外に排出する働きをします．

血液が尿になるまでの流れ（図3）

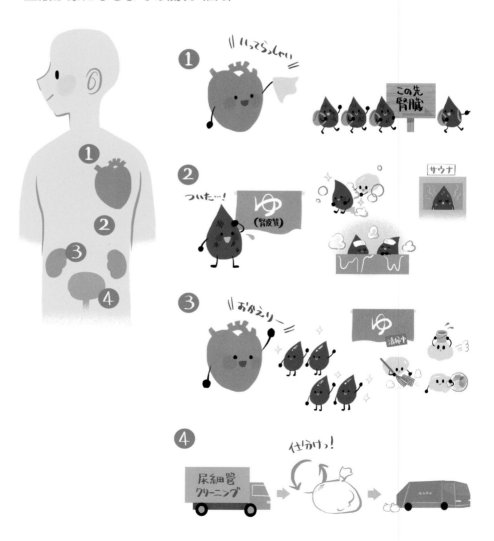

図3 ● 血液が尿になるまでの流れ

　心臓から送り出された血液は，腎動脈を経て腎臓内に流れ込み，まず外側の腎皮質にある糸球体とボーマン嚢で構成される腎小体で濾過されます．このとき，分子量が大きいタンパク質や血球（赤血球，白血球，血小板）は濾過されず，これらを除いた血漿成分が「原尿」として生成されます．

　次に，生成された原尿は内側の腎髄質にある尿細管と集合管に流れ込み，ほとんどの水，ナトリウムイオン，グルコースなどの栄養素が毛細血管に再吸収されたあと，残った余分な水分と不要な老廃物が濃縮されて「尿」となります．

　生成された尿は中心部の腎盂にたまり，尿管に移行して膀胱に到達します．ある程度の量の尿が膀胱にたまると排尿反射が誘発されて尿意が生じ，体外に排出されます．腎臓で濾過され浄化された血液は腎静脈を経て心臓に戻ります．

腎臓の1日の濾過量

　腎臓が1日に濾過する血液量は150Lといわれており，1人分のお風呂の湯量くらいに相当します（図4）．

ネフロン（腎単位）（図5）

　腎臓の機能的な単位はネフロン（濾過装置）と呼ばれ，1つの腎臓に約100万個のネフロンがあります．ネフロンは腎小体（ボーマン嚢と毛細血管の束である糸球体）とそれに続く尿細管（腎小体に近い側から近位尿細管，ヘンレ係蹄，遠位尿細管）から構成されています．

第1章　腎臓の基礎知識と透析の適応

とつぜんの腎臓クイズ!!

腎臓（ボク）が1日に濾過する血液の量は？

A. 150L

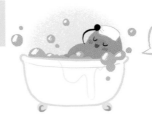

おフロのお湯と同じくらいの量だよ！

腎臓（ボク）が1日に生成する尿量は？

A. 約1～1.5L（約1,000～1,500mL）

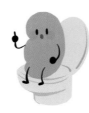

腎機能に問題があると量が少なくなったり（乏尿）逆に多くなったり（多尿）するよ

図4 ● 腎臓が1日に濾過する血液量と1日の尿量

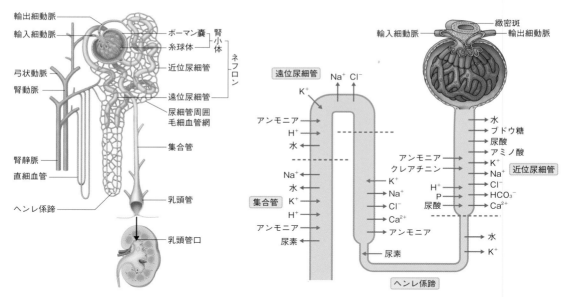

図5 ● ネフロン（腎単位）
（落合滋之：腎・泌尿器疾患ビジュアルブック（改訂第2版），p.11，学研メディカル秀潤社，2017より引用）

図6 ● 水分と電解質の調整
（落合滋之：腎・泌尿器疾患ビジュアルブック（改訂第2版），p.13，学研メディカル秀潤社，2017より引用）

　腎臓は入ってきた血液を糸球体で濾過し，尿細管で体にとって必要なものを99％再吸収して，最終的に残りの1％が体に不要な老廃物（尿毒素や余分な水分）が尿として体外へ排出されます．

水分，電解質の調整（図6）

　腎臓は余分な水分や電解質，老廃物を尿として体外に排泄し，必要な水分と電解質は再吸収することで，体内を一定の環境に維持する働きをしています．

　体内の水分量や体液に含まれる電解質量のバランスを保つのも，腎臓の役割の1つです．

　人の体の約60％が水分でできています．汗を大量にかくなど，体内の水分量が不足したときは尿の量を減らし，逆に大量に飲水するなど体内の水分量が過剰になったときは尿の量を増やして余分な水分を体外に出します．

　電解質（イオン）とは，血液や体液に含まれるナトリウム，クロール（塩素），カリウム，カルシウム，マグネシウムなどのことで，5大栄養素のミネラルに属します．

　電解質は神経の伝達や筋肉の運動に深くかかわり，腎臓はこれらの電解質を一定に保つ働きももっています．

血液中の酸とアルカリの調整（図7）

　腎臓は，血液のpHを7.35 〜 7.45の弱アルカリ性に維持する役割を果たしています．体内では，糖質，タンパク質，脂質などの代謝過程で1日15,000 〜20,000mEq（ミリグラム当量）の酸が産生されていますが，不揮発性の酸は腎臓

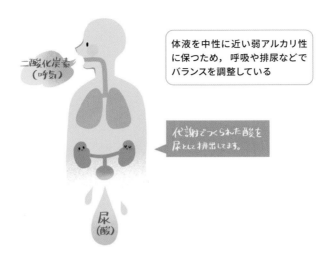

図7 ● 血液中の酸とアルカリの調整

から尿として，揮発性の酸は呼吸によって肺から二酸化炭素として排出されます．さらに，腎臓が産生する重炭酸イオンが血液中に放出されて，残った酸と結合することによって血液の弱アルカリ性は維持されています．

ホルモンをつくる（図8）

腎臓は，わたしたち生命を維持するために欠かすことのできないさまざまなホルモンを分泌しています．血圧を調節する働きをするレニン，血液をつくる働きをするエリスロポエチン，骨を丈夫にする働きをする活性型ビタミンDの3つのホルモンです．

レニン

十分な血液濾過量を維持するために糸球体内圧は常に一定に保たれています．なんらかの原因で腎血流量が減少すると，腎臓の輸入細動脈の血管壁にある傍糸球体細胞からレニンが分泌され，血管収縮作用をもつアンジオテンシンⅡというホルモンの血中濃度が上昇し，糸球体の出口にある輸出細動脈を選択的に収縮させて糸球体内圧を上昇させます．血流量の増加と血圧の上昇が得られるとレニンの分泌は抑制されます．このように血圧の恒常性を維持するために働くシステムを，レニン・アンジオテンシン系（RA系）と呼んでいます．

エリスロポエチン

エリスロポエチンは赤血球産生をコントロールするホルモンです．腎臓にある酸素濃度センサーが血液の低酸素状態を感知すると，体内に酸素を運搬する赤血球を増加させるために，尿細管間質にあるEPO産生細胞からエリスロポエ

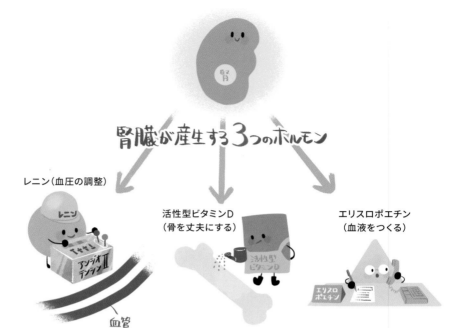

腎臓が産生する3つのホルモン

レニン（血圧の調整）

活性型ビタミンD
（骨を丈夫にする）

エリスロポエチン
（血液をつくる）

• 糸球体で産生されるホルモン．血管を収縮させるアンジオテンシンⅡに働きかけて血圧を一定に保つ．

• 摂取したビタミンDは尿細管で活性型ビタミンDとなり，腸でのカルシウム吸収を促すことで骨を丈夫にする．

• 尿細管周囲で産生されるホルモン．血液を製造する骨髄に血液をつくる指示を出す．

図8 ● ホルモンをつくる

チンが分泌されて，骨髄にある造血幹細胞に作用して赤血球の産生を促進します．

活性型ビタミンD

ビタミンDは食事による摂取以外にも日光を浴びることにより皮膚で合成可能な栄養素ですが，そのままの状態では生物学的に不活性であるため，体内で2段階の水酸化を受けて初めてその重要な作用を発揮することできます．まず肝臓で25位が水酸化された後，腎臓で1α位が水酸化されて活性型ビタミンD（カルシトリオール）が生成され，小腸からのリンやカルシウムの吸収を促進し丈夫な骨を維持する役割を果たします．

引用・参考文献

1. 落合滋之：腎・泌尿器疾患ビジュアルブック（改訂第2版）．学研メディカル秀潤社，2017
2. 土谷健：腎臓の「働き」いろいろを知ろう！．ADPKD.JP多発性囊胞腎がよくわかるサイト，大塚製薬株式会社
   https://www.adpkd.jp/column/col_01_vol3.html（2021年12月24日検索）

2. 腎不全の原因と症状

近年，人口の高齢化と生活習慣病の増加を背景に腎臓病患者は増加の一途をたどっており，それに伴い透析や移植などの治療を必要とする末期腎不全患者も増え続けています．

腎臓病は急性腎障害（AKI）と慢性腎臓病（CKD）に大きく分けられ，今日では早期発見と早期治療により重症化を予防したり病期の進行を遅らせることが可能となっています．

初期段階は自覚症状に乏しいため，腎機能低下が進行し症状が現れてから受診・治療を行うケースが多く，CKDは重症化すると尿毒症症状が顕著となる末期腎不全（ESKD）に進展していきます．

腎不全の病態

近年，人口の高齢化と生活習慣病の増加を背景に腎臓病患者は増加の一途をたどっており，それに伴い透析や移植などの治療を必要とする末期腎不全患者も世界中で増え続けています．

なんらかの原因（疾患や薬など）で腎臓に障害を受けて腎臓病を発症すると，一度失われた腎臓の機能は元の状態に戻ることがなく，多くの場合は慢性腎臓病となります．腎不全とは，腎臓が機能障害を起こして徐々に進行し，やがては末期腎不全にいたってしまった状態をいいます．

腎臓病は，（以前は急性腎不全と慢性腎不全に分けて呼ばれていましたが，現在は）急性腎障害（AKI）と慢性腎臓病（CKD）に大きく分けられています．

急性腎障害（AKI）

数時間～数日の間に急激に腎機能が低下する（尿として老廃物を排泄できなくなり，さらに体内の水分量や塩分量など〔体液〕が調整できない）状態です．以前は急性腎不全と呼ばれていましたが，早期発見の必要性と診断基準を統一するために国際的に共通の名称にするとの観点から，急性腎障害（AKI）と呼ばれるようになりました．

AKIの症状と原因

症状として，尿量減少（減らないこともある）・浮腫・食欲低下・全身倦怠感な

略語

AKI
急性腎障害：acute kidney injury

CKD
慢性腎臓病：chronic kidney disease

表1 ● AKIを起こしやすい状況

臓器不全	心不全・肝不全・呼吸不全など
感染症	敗血症・尿路感染症・かぜ・胃腸炎など
脱水	下痢・嘔吐・食欲低下・発汗・利尿薬など
出血	消化管・外傷など
ストレス	手術・過激な運動など
不十分な血圧管理	急激な血圧低下・過度の高血圧
薬剤	消炎鎮痛薬・ある種の抗菌薬・漢方薬・造影剤・カルシウム剤・ビタミンD製剤・降圧薬など
高齢者・糖尿病患者	
その他	尿管結石・腎動脈狭窄・カテーテル治療など

（AKI（急性腎障害）診療ガイドライン作成委員会編：AKI（急性腎障害）診療ガイドライン2016．東京医学社，2017を参考に作成）

表2 ● CKDの定義

①尿異常・画像診断・血液・病理で腎障害が明らかである（0.15g/gCr以上の蛋白尿または30mg/gCr以上のアルブミン尿の存在が重要）．
②糸球体濾過量（GFR）が60mL/分/1.73m² 未満である．
③上記①②のいずれか，または両方が3か月以上継続している．

（日本腎臓学会編：エビデンスに基づくCKD診療ガイドライン2018．東京医学社，2018を参考に作成）

どがあります．

　原因として，①脱水や出血による腎臓への血流の低下（腎前性），②腎臓の炎症や尿細管細胞の障害などによる腎機能の低下（腎性），③尿路系の閉塞（腎後性）があげられます．**表1**にAKIを起こしやすい状況を示します[1]．

AKIへの対応

　AKIの発症が疑われたら，早急にさまざまな検査で原因を追究し，個々の症例に応じた治療を行います．重篤な場合は一時的な透析治療や救急医療が必要となることもあります．腎機能の回復の程度は原疾患や合併症の状況によって異なり，慢性腎臓病や末期腎不全に移行する場合もあります．

慢性腎臓病（CKD）

略語

GFR
糸球体濾過量：glomerular filtration rate

eGFR
推算糸球体濾過量：estimated glomerular filtration rate

　慢性腎臓病（CKD）とは，腎臓の障害あるいは腎機能低下の症状が3か月以上持続している状態の総称です．腎臓の障害の指標として尿タンパクや腎形態異常などがあり，腎機能低下の指標として血清クレアチニン値をもとに推算した糸球体濾過量（eGFR）60mL/min/1.73m² 未満があります．**表2**にCKDの定義を示します[2]．

　近年，全世界でCKDの患者数が増加しており，「エビデンスに基づくCKD診療ガイドライン2018」によるとわが国のCKD患者数は約1,330万人と推定され，成人全体の8人に1人がCKDに罹患しているといわれます．高齢になるに従い罹患率は上昇し，80歳台では2人に1人となります[3]．加齢により増加するCKDの原因疾患は，糖尿病・高血圧・動脈硬化など，生活習慣病とも密接に関連した

疾患が主体です.

　CKDは早期発見・早期治療によって重症化を予防することができますが, 自覚症状に乏しい初期の段階では受診することが少ないため治療にいたらず, 症状が現れてから（腎機能低下がかなり進行してから）受診してCKDと診断され, 治療が開始されるケースが多いのが現状です. また, CKDは進行するに従い増悪のスピードも速くなり, さらに重症化して末期腎不全（ESKD）に進展していきます.

略語

ESKD
末期腎不全：end stage kidney disease

CKDの診断

　腎臓病の発見や鑑別診断には検尿が基本的であり, 尿蛋白・血尿が継続する場合は, 腎臓専門医を受診し診断されることが望ましいとされています. 確定診断には腎生検による病理組織診断が行われます.

CKDの原因疾患

①一次性腎疾患

- 若年成人では糸球体腎炎（とくにIgA腎症）の頻度が高い.
- 中高年では膜性腎症が増加する（膜性腎症は悪性腫瘍の合併に注意）.
- 多発性嚢胞腎（末期腎不全にいたるケースが多い）

②二次性腎疾患

- 糖尿病性腎症が透析導入原疾患の第1位. 5年以上の糖尿病罹患, 微量アルブミン尿〜顕性蛋白尿の持続, 糖尿病性網膜症の存在などが糖尿病性腎症を疑う根拠となるので注意が必要.
- 高齢者では腎硬化症・痛風腎・薬剤性腎障害・前立腺肥大や悪性腫瘍による尿管閉塞に伴って発症する腎後性腎不全など, 若年女性では膠原病・全身性エリトマトーデス

　その他の誘因として, 肥満・高血圧・脂質異常・耐糖能障害などを伴うメタボリックシンドロームもCKDの原因となります.

慢性腎臓病（CKD）の病期と症状

　前項で述べたように腎臓病の原因はさまざまですが, CKDが進行する経過や臨床症状には共通部分が多くあることがわかってきました. 今日では, CKDの早期発見・早期治療により病期の進行を遅らせることが可能となっています. 早期に適切な治療を行うことでESKDにいたることを抑止・遅延させる取り組みが行われています.

　また, 透析治療にいたるまでの療養生活に対し指導や働きかけを行うことにより, 透析患者の合併症の予防につなげることができます.

表3 ● CKDの重症度分類

原疾患	蛋白尿区分		A1	A2	A3
糖尿病	尿アルブミン定量（mg/日）尿アルブミン/Cr 比（mg/gCr）		正常	微量アルブミン尿	顕性アルブミン尿
			30未満	30 〜 299	300以上
高血圧 腎炎 多発性囊胞腎 移植腎 不明 その他	尿蛋白定量（g/日）尿蛋白/Cr 比（g/gCr）		正常	軽度蛋白尿	高度蛋白尿
			0.15未満	0.15 〜 0.49	0.50以上
GFR区分（mL/分/1.73m²）	G1	正常または高値 ≧90			
	G2	正常または軽度低下 60 〜 89			
	G3a	軽度〜中等度低下 45 〜 59			
	G3b	中等度〜高度低下 30 〜 44			
	G4	高度低下 15 〜 29			
	G5	末期腎不全（ESKD） ＜15			

重症度は原疾患・GFR区分・蛋白尿区分を合わせたステージにより評価する．CKDの重症度は死亡，末期腎不全，心血管死亡発症のリスクを緑■のステージを基準に，黄■，オレンジ■，赤■の順にステージが上昇するほどリスクは上昇する．

（KDIGO CKD guideline 2012 を日本人用に改変）
（日本腎臓学会編：エビデンスに基づくCKD診療ガイドライン2018．p.3，東京医学社，2018より引用）

CKDの病期

　　CKDの病期の分類には，日本腎臓学会により発表されたCKDの重症度分類が使用されており，個々の臨床症状や自覚症状に応じた治療が行われます（**表3**）．
　　CKDの重症度は，原因（Cause：C），腎機能（GFR：G），タンパク尿（アルブミン尿：A）によるCGA分類で評価します．
　　腎機能区分は糸球体濾過量（GFR）により規定されます．タンパク尿区分は保険適用の関係で，糖尿病で24時間尿アルブミン排泄量・または尿アルブミン/クレアチニン比（ACR），糖尿病以外で24時間尿タンパク量・または尿タンパク/クレアチニン比により規定されます．たとえば，糖尿病G2A3・慢性腎炎G3bA1・腎硬化症疑いG4A1・多発性囊胞腎G3aA1・原因不明のCKDG4A2などのように表記します．

CKDの症状

　　初期では自覚症状がほとんどないことから早期の発見・治療が難しく，倦怠感や吐き気・食欲不振・浮腫などの自覚症状が現れて，腎機能低下がかなり進行

略語

ACR
尿アルブミン/クレアチニン比：albumin creatinine ratio

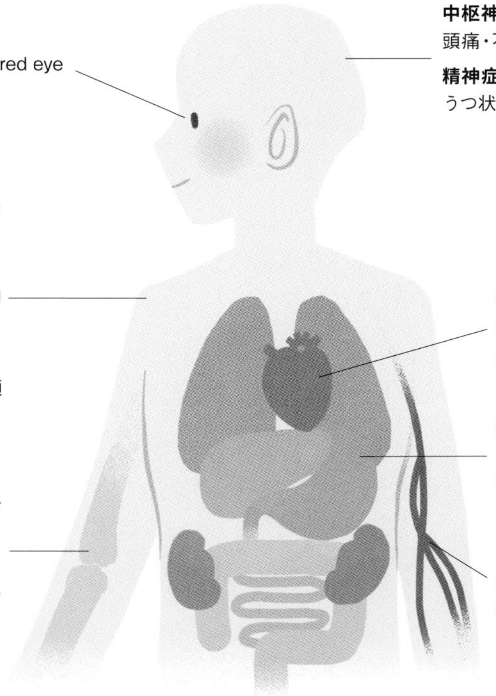

皮膚・眼症状
皮膚瘙痒感・色素沈着・眼底出血・red eye
（結膜・角膜への異所性Ca沈着）

中枢神経症状
頭痛・不眠・理解力低下・痙攣・意識障害

精神症状
うつ状態・不安感・錯乱

体液・電解質・酸塩基平衡障害
体液過剰(浮腫)・代謝性アシドーシス・
高カリウム血症

内分泌系障害
糖代謝障害・高脂血症・PTH上昇・甲
状腺ホルモン分泌異常・低栄養

免疫系障害
免疫低下(易感染性)・悪性腫瘍の頻
度増加

骨ミネラル代謝障害
高リン血症・異所性石灰化・低カルシ
ウム血症・線維性骨炎

末梢神経障害
イライラ感(restless foot)・知覚異常・
筋力低下・末梢神経伝達速度低下

循環器・呼吸器系障害
高血圧・心不全・肺うっ血・肺水腫・
胸水貯留・換気障害

消化器系障害
口臭(アンモニア臭)・食欲低下・
悪心・嘔吐・味覚障害

血液系障害
造血障害(貧血)・赤血球寿命短
縮・汎血球減少・出血傾向

図1 ● 主な尿毒症症状

した状態となってから治療が開始されることが少なくありません.
　健康診断や他の疾病での尿検査などで臨床症状（尿タンパク・血尿）が現れた
ときに専門医の受診を勧められる場合があります．ステージC3a・C3bぐらいま
ではほとんど自覚症状がありませんが，徐々に進行してステージG4になると高
血圧や浮腫が目立つようになります．さらにステージG5の末期腎不全の状態と
もなると尿毒症症状といわれる全身症状が現れてきます．主な尿毒症症状を**図
1**に示します.

略語

PTH
副甲状腺ホルモン：
parathyroid hormone

第1章　腎臓の基礎知識と透析の適応

引用・参考文献

1.　日本腎臓学会編：エビデンスに基づくCKD 診療ガイドライン2018．東京医学社，2018
2.　日本腎臓学会：医師・コメディカルのための慢性腎臓病生活・食事指導マニュアル．東京医学社，2015
3.　一般社団法人全国腎臓病協議会ホームページ　https://www.zjk.or.jp/（2021年12月24日検索）

3. 透析療法導入の適応

Check

- 「わが国の透析導入基準：厚生省班会議基準」では，腎機能，臨床症状，日常生活障害度について評価を行い，その合計点数が60点以上となったときに長期透析療法の適応となります.

- 「腹膜透析ガイドライン2019」では，CKDステージと糸球体濾過量などに応じた4つのポイントからなる透析導入の指針が提示されています.

- 急性腎障害（AKI）は生命予後予測に優れたKDIGO基準で診断を行い，溢水，高カリウム血症，代謝性アシドーシスのいずれかが内科的治療に抵抗して存在する場合に，緊急透析の適応となります.

慢性腎臓病（CKD）

慢性腎臓病（CKD）に対して透析療法を開始する基準として，1992年に厚生省班会議から発表された「わが国の透析導入基準：厚生省班会議基準」（**表1**）というものがあります.

また，日本透析医学会「腹膜透析ガイドライン2019」では，腹膜透析導入の指針として**表2**に示す4つのポイントを提示しています.

急性腎障害（AKI）

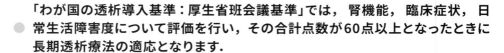

略語

ARF
急性腎不全：acute renal failure

AKI
急性腎障害：acute kidney injury

ICU
集中治療室：intensive care unit

これまで，急性腎不全（ARF）を発症した場合の死亡率は約50％と非常に高く，「生命予後の悪い多臓器不全として発症するARF」が増加したことがその理由と考えられています. 医療の進歩に伴い，高齢者などのハイリスクの患者に対しても侵襲的な手術治療が積極的に行われるようになった結果，全身状態の悪い重症患者が増加し，集中治療室（ICU）で呼吸循環管理を受けるなかで多臓器不全の一つとしてARFを発症し死亡にいたるケースが増加したことがその背景にあるといえます.

そこで近年，このようにして発症する多臓器不全としてのARFを予防し生命予後を改善しようという機運が高まり，新しく急性腎障害（AKI）の概念が提唱されるようになりました. ARF，AKIともに「急激な腎障害を起こす病態」を念頭に置いていることでは一致していますが，ARFは「腎機能の低下を必要条件とする」のに対し，AKIは「腎機能の低下を必要条件とせず，腎機能低下の発生

表1 ● 慢性腎不全に対する透析導入基準（わが国の透析導入基準：厚生省班会議基準）

保存的治療では改善できない慢性腎機能障害（血清クレアチニン値），臨床症状（尿毒症症状），日常生活能の障害を呈し，以下のI～III項目の合計点数が原則として，60点以上になった時に長期透析療法への導入適応とする．

Ⅰ．腎機能
血清クレアチニン8mg/dL以上（クレアチニンクリアランス10mL/min未満）→30点
血清クレアチニン5～8mg/dL未満（クレアチニンクリアランス10～20mL/min未満）→20点
血清クレアチニン3～5mg/dL未満（クレアチニンクリアランス20～30mL/min未満）→10点

Ⅱ．臨床症状
1．体液貯留（全身性浮腫，高度の低蛋白血症，肺水腫）
2．体液異常（管理不能の電解質・酸塩基平衡異常）
3．消化器症状（悪心，嘔吐，食思不振，下痢など）
4．循環器症状（重篤な高血圧，心不全，心包炎）
5．神経症状（中枢・末梢神経障害，精神障害）
6．血液異常（高度の貧血症状，出血傾向）
7．視力障害（尿毒症性網膜症，糖尿病性網膜症）
これら1～7の小項目のうち3項目以上のものを高度（30点），2項目を中等度（20点），1項目を軽度（10点）とする．

Ⅲ．日常生活障害度
尿毒症症状のため起床できないものを高度（30点）
日常生活が著しく制限されるものを中等度（20点）
通勤，通学あるいは家庭内労働が困難となった場合を軽度（10点）
1から3項目の合計点数が原則として，60点以上となったときに長期透析療法への導入適応とする．
ただし，年小者（10歳以下），高齢者（65歳以上）あるいは高度な全身性血管障害を合併する場合，全身状態が著しく障害された場合などはそれぞれ10点加算する．

（平成3年度厚生科学研究・腎不全医療研究事業報告書．p.125-132，1992より引用）

が予想されるような強い障害が腎臓に加わった病態」を指しています．つまりAKIは，軽度の腎機能の低下でも生命予後に大きく影響することから，腎機能の低下が明確になる前の初期の段階で，強い障害が腎臓に加わったことを迅速に診断し，その後に予想される腎機能の低下に対する早期の治療介入を目的として生まれた概念です．ARFは「腎機能の低下」と「尿量の減少」を診断基準としていますが，AKIは「尿量の減少」のみで診断できるため，腎機能の低下を前提としない，より軽微な病態に対する治療介入が可能となります．

　AKIの診断に際しては，「AKI（急性腎障害）診療ガイドライン2016」において，「RIFLE基準およびAKIN基準に比較して生命予後の予測に優れていることから，AKIの診断にはKDIGO基準を用いることを提案する．ただし，腎予後の予測については，どの基準を用いるべきか明らかではない」とされています．

　具体的には，溢水（肺水腫による酸素化の低下），高カリウム血症，代謝性アシドーシスのいずれかが，内科的治療に抵抗して存在する場合に，緊急での透析が行われます．

表2 ● 腹膜透析導入のポイント

1. 腹膜透析の導入に際しては，血液透析，腹膜透析，さらに腎移植に関する十分な情報を患者に提供し，同意を得たうえで決定する．患者によって提供する情報の選別は行わない(注1)．

2. 腹膜透析の有用性を生かすために，適切な患者教育を行い，計画的に導入する．慢性の腎機能低下に伴い，CKDステージ4(糸球体濾過量 30.0mL/min/1.73m^{2}未満，15.0mL/ min/1.73m^{2}以上)に至った時点で，腎代替療法に関する情報を提供する(注2)．

3. CKDステージ5(糸球体濾過量 15.0mL/min/1.73m^{2}未満)の患者で，保存的治療に抵抗性の臨床症状が出現した場合に，透析導入を考慮する(注3)．

4. 糸球体濾過量が6.0mL/min/1.73m^{2}未満の場合には，透析導入を考慮する(注4)

2009年版日本透析医学会「腹膜透析ガイドライン」では，導入項目に指針として上記4点を提示した．今回も同様のポイントの提示を行う．

(注1) 2009年版日本透析医学会「腹膜透析ガイドライン」に関するアンケート調査が2011年に行われた．導入前の療法選択の情報提供に関して，血液透析，腹膜透析，腎移植の全て行っている64%，患者によって情報を選別している23%，全ては行っていない13%であり，患者毎に提供する情報に関してバイアスが存在していることが示唆された．

(注2) 腎代替療法に関する情報提供について，日本透析医学会「維持血液透析ガイドライン：血液透析導入」(2013年)(ステートメント3)，日本医療研究開発機構委託研究「CKDステージG3b〜5診療ガイドライン2017(2015追補版)」(CQ1)において，同様の推奨がなされている．

(注3) 保存的治療に抵抗性の臨床症状とは，腎機能低下に伴って出現する次の諸症状を指す．体液貯留(浮腫，胸水，腹水)，栄養障害，循環器症状(呼吸困難，息切れ，心不全，高血圧)，腎性貧血，電解質異常(低カルシウム血症，高カリウム血症，低ナトリウム血症，高リン血症)，酸塩基平衡異常(代謝性アシドーシス)，消化器症状(吐き気，嘔吐，食欲不振)，神経症状(意識障害，けいれん，しびれ)．導入時期の判断について，日本透析医学会「維持血液透析ガイドライン：血液透析導入」(2013年)(ステートメント6)で，糸球体濾過量15.0mL/min/1.73m^{2}未満になった時点で，導入を判断する必要性が生じてくる，とされている．安定した時期の腎機能の評価は血清クレアチニン値，年齢・性別を用いた推算糸球体濾過量(eGFR)を用いて行う．またCKDステージ4(糸球体濾過量30.0mL/min/1.73m^{2}未満，15.0mL/min/1.73m^{2}以上)，ステージ5(GFR15.0mL/min/1.73m^{2}未満)の判定はeGFRにて行う(附則1)．

透析導入にあたっては，可能な限り24時間蓄尿によるGFRの測定を行う(附則2)．

(注4) 透析導入のタイミングについて，日本透析医学会「維持血液透析ガイドライン：血液透析導入」(2013年)(ステートメント7)では，「腎不全症候がみられても，GFR＜8mL/min/1.73m^{2}まで保存的治療での経過観察が可能であれば，血液透析導入後の生命予後は良好であった．ただし腎不全症候がなくとも，透析後の生命予後の観点からGFR2mL/min/1.73m^{2}までには血液透析を導入することが望ましい．」と推奨されている．

また，日本腎臓学会「エビデンスに基づくCKD診療ガイドライン2013」(透析治療導入まで，CQ2)でもほぼ同様に，「尿毒症症状の出現のないeGFR8〜14mL/分/1.73m^{2}程度での早期導入は，透析導入後の予後改善に寄与しない．一方で，症状がなくともeGFR2mL/分/1.73m^{2}までに導入しないと生命予後が悪化する可能性がある．」とされている．

腹膜透析では，残腎機能がその治療継続に重要な位置を占める．そのため残腎機能の維持が期待される腹膜透析では，無症状であっても残腎機能の残された時期での導入が必要である．

(日本透析医学会：腹膜透析ガイドライン2019．p.3-4，医学図書出版，2019より引用)

引用・参考文献

1. 川口良人ほか：透析導入ガイドライン作成に関する研究．平成3年度厚生科学研究・腎不全医療研究事業報告書，p.125-132，1992
2. 日本透析医学会：腹膜透析ガイドライン2019．p.3-4，医学図書出版，2019
3. AKI（急性腎障害）診療ガイドライン作成委員会編：AKI（急性腎障害）診療ガイドライン2016．p.3，東京医学社，2016

4. 透析条件の設定

● 体内に過剰な水分がない適正な状態をドライウエイト（DW）といい，透析終了時に目標とする体重として，心胸比，臨床症状などの指標を十分に評価したうえで，透析治療前に設定する必要があります．

● 治療前体重と個々の状況を考慮して設定したDWの差（除水量）に，血液回路内充填量，点滴や補液量，食事や飲水量，返血量，装置の誤差などを加減して総除水量を算出します．

● さらに，症例に応じて，より適切な治療方法，除水速度，血流速度，透析時間，抗凝固薬，透析液温度，穿刺針などを決定したら患者に十分な説明を行い，同意を得たうえで治療を始めます．

ドライウエイト（DW）の設定

体内に過剰な水分がない適正な状態がドライウエイト（DW）で，透析終了時に目標とする体重のことです．DW設定の簡単な指標となるのは胸部レントゲン撮影によって求められる心胸比（CTR）です．治療前に男性は50%以下，女性は55%以下であることを目標としていますが，心肥大や心嚢液があれば心臓の大きさを過大に計測し判断がむずかしいこともあります．また，胸水の有無も判断基準として有効です．

臨床現場での指標も重要で，在宅での血圧変動，降圧薬の服薬状況，透析前の浮腫，透析中の血圧低下や筋痙攣の出現，透析後の倦怠感や嗄声の出現なども考慮します．加えて，溢水状況を反映する心エコーによって求められる下大静脈径や心房の圧力により分泌が調整されるヒト心房性ナトリウム利尿ペプチド（HANP）の数値もDW設定の指標として用いられています．

総除水量の設定

DWで治療を終えることが理想ですが，体重増加量や心肺機能の問題により到達できないことがあり，状況に応じて目標除水量を判断します．

透析前体重とDWとの差が除水量ですが，血液回路内充填量，点滴や補液量，食事や飲水量，返血量，透析用患者監視装置自体の誤差などを除水量に加減して総除水量を算出します（**表1**）．血圧を下げることなく治療を終えることが求

略語

DW
ドライウエイト：dry weight

CTR
心胸比：cardio thoracic ratio

HANP
ヒト心房性ナトリウム利尿ペプチド：human atrial natriuretic peptide

第1章　腎臓の基礎知識と透析の適応

17

表1 ● 総除水量の計算例

前体重	50.0kg
DW	48.5kg
増加量	+1.5kg
血液回路内充填量	+0.2L(kg)
点滴および補液量	+0.1L(kg)
食事量や飲水量	+0.5kg
返血量	+0.2L(kg)
補正値 (装置の誤差など)	+0.1L(kg)
総除水量	2.6L(kg)

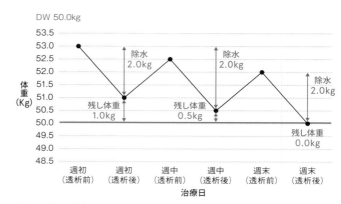

図1 ● 計画除水のスケジュール例

められるため，場合によってはDWまでの除水の残しを週末で到達させるなどの計画除水を行うことがあります（**図1**）．

DWはあくまでも理想の体重設定であり，季節ごとの衣類の変化や食事量に応じて除水量を増減します．短期間での大きな体重増減は食事量，便秘期間，在宅血圧の変化や降圧薬の服薬状況，下肢や眼瞼の浮腫（むくみ）の有無，透析後の倦怠感や嗄声などを観察し，必要に応じて除水量を加減します．

除水速度

通常は総除水量を透析時間で割った平均除水速度で治療します．治療後半に血圧低下を起こす患者には，循環血液量の多い前半に除水速度を上げて，以後漸減しながら総量まで除水を行う方法があり，多くの装置で自動除水プログラム機能として用いることができます．

除水は血管内の水分を除きます．除水によって血管内の水分量が減少すると，血管壁外の間質から水分が血管内に移動して循環血液量を一定に保とうとする反応が起こります．この現象をプラズマ・リフィリングと呼び，過剰な除水速度ではプラズマ・リフィリングが除水に追い付かず血圧低下にいたることがあり，上限設定を考慮する必要があります．

透析の治療方法

略語

HD
血液透析：hemodialysis

HF
血液濾過：hemofiltration

HDF
血液透析濾過：hemodiafiltration

尿毒素を除去するために血液透析（HD），血液濾過（HF），血液透析濾過（HDF）などの方法があります．

HDは濃度の高いほうから低いほうへ物質が移動するという拡散の原理を利用しているため，小分子尿毒素の除去に優れますが，分子量が大きくなるに従い拡散性能は低下するので限界があります．HFは分子量の影響を受けず濾過した量に比例して尿毒素を除去することができるので，大分子尿毒素を除去する

ときに有用です．さらにHDとHFを組み合わせたHDFがあり，小分子から大分子までの尿毒素除去が可能になります（**図2**）．長期透析患者が高頻度に発症する合併症の一つ，アミロイド症の原因物質が分子量11,800のβ2-MGであることが明らかになり，この物質を除去するために広くHDFが行われるようになりました．

2012年，透析液の一部を補液として用いたHDF（オンラインHDF）が承認されたことにより，これまでの主流であったHDからオンラインHDFに移行しつつあります．オンラインHDFはβ2-MG除去のみならず，分子量33,000のα1-MG領域の大分子尿毒素を積極的に除去することで，瘙痒症，肩関節痛，下肢イライラ感などの透析患者特有の愁訴が軽減します．

上記の分類とは別に限外濾過（ECUM）という治療法があります．うっ血性心不全，肺水腫など体液過剰で循環動態が不安定なときに除水のみ行う治療ですが，HFと同じ内容になります．透析液と血液の浸透圧勾配差による血圧低下を避ける治療ですから，治療後半よりも治療前半に行うことが有効と思われます．

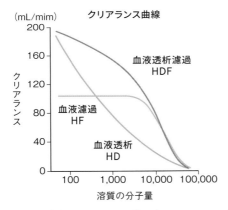

図2 ● 各種治療法における分子量とクリアランスの関係
（峰島三千男：血液浄化装置．臨床工学技士標準テキスト（小野哲章ほか編）．
p.346-389，金原出版，2002より引用改変）

血液浄化器

尿毒素の除去性能は，物質ごとにクリアランスと呼ばれる指標で示されており，この値が高いものほど高性能です．膜面積[*1]は0.5 〜 3.0m²と幅広くあります．基本的に膜面積が大きくなるほど尿毒素の除去性能は上昇しますが，小分子尿毒素は血流速度，大分子尿毒素は膜面積に強く依存します．膜材質はポリスルホン（PS）が大半を占め，ほかにCTA，PES，PEPA，PMMA，PAN（AN69）などの材質があります．

機能分類として，HDはⅠa型，Ⅰb型，Ⅱa型，Ⅱb型，S型，積層型，HDFはまとめて区分されています．Ⅰ型とⅡ型はβ2-MGの除去量，a型とb型はアル

略語

MG
マイクログロブリン：
microglobulin

ECUM
限外濾過：extracorporeal ultrafiltration method

略語

PS
ポリスルホン：polysulfone

CTA
セルローストリアセテート：cellulose triacetate

PES
ポリエーテルスルホン：polyether sulfone

PEPA
ポリエステル系ポリマーアロイ：polyester polymer alloy

PMMA
ポリメチルメタクリレート：polymethyl methacrylate

PAN
ポリアクリロニトリル共重合体：polyacrylonitrile copolymer

AN69
アクリロニトリルメタリルスルホン酸ナトリウム共重合体：acrylonitrile-sodium methallylsulfonate copolymer

用語解説

＊1 膜面積
血液がダイアライザーを通過する際に血液が接する透析膜の面積．

ブミンの漏出量の違いで分けられています．S型は特殊な機能をもつ膜材質（生体適合性に優れる，吸着によって溶質除去ができる，抗炎症性・抗酸化性を有する）とされ，現在，S型に分類されている膜材質はPMMAのみとなりました．積層型はAN69膜が用いられ，膜が中空糸ではなく透析膜を重ねた唯一の機種です．

生体適合性は患者ごとに違いがあり，治療中の血圧低下や血小板減少症などを回避するための膜材質の選択が必要で，一般的にCTAとS型がよいとされています．HDFでは愁訴ごとの機種選定を行いますが，患者ごとに栄養状態を保つことが求められるので，アルブミン漏出量が優先されることがあります．

血流速度

透析導入時期は不均衡症候群が発症しやすいため100〜150mL/min程度の血流速度から始めることがありますが，HDの全国平均速度は200mL/minです．オンラインHDFにおいて補液は透析液から分配され実質の透析流量が奪われるので，KT/V（標準化透析量）を維持するために血流速度を上げて対応します．日本透析医学会の学術統計報告では230mL/minが平均速度となっています．

血流速度は尿毒素除去効率の向上に寄与し，とくに小分子尿毒素との相関が高いため，高カリウム血症，高リン血症においては300mL/minを超える処方をすることがありますが，脱血不良とならないシャント血流量が必要です．透析開始直後の血圧低下や透析困難症の場合は，血管内リフィリングを安定させるために血流速度を落として対応することがあります．

透析時間

健常人の腎臓は1日24時間，週168時間，休むことなく働いていますが，透析導入期は3時間とし，透析に慣れてきたら4時間に移行し，合計週12時間以上とするのが一般的です．透析時間はより長いほうがよいとされるため，導入期4時間，通常5時間以上とする地域もあります．6時間以上の長時間透析治療が保険医療で別枠として認められています．

透析の尿毒素除去は治療前半に集中し，以後漸減することから（**図3**），毎日2時間程度の頻回透析を行うこともあります．KT/Vは尿毒素除去の代表的な透析指標で，体格の大きい患者，カリウムやリンが高いときに血流量を上げることを第一選択としますが，透析時間延長も必要な場合があります．治療前後に行う除水目的のECUMも透析時間に含まれます．

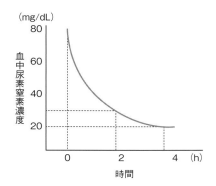

図3 ● 透析時間と血中尿素窒素の関係
(斎藤明：短時間頻回透析(週6回・1回2〜3時間). 透析ケア 15(12)：52-55，2009)

抗凝固薬 [1]

　抗凝固薬にはヘパリン，低分子ヘパリン，ナファモスタットメシル酸塩，アルガトロバンなどの種類があります．ほとんどの場合でヘパリンを使用しますが，消化管出血，転倒・打撲などによる内出血，手術後などの場合には，抗凝固薬の半減期と作用機序を考慮し種類と投与量を調整します．各薬剤の特徴を以下に示します．

ヘパリン

　ヘパリンは半減期が1時間程度で，アンチトロンビンⅢ（ATⅢ）と結合して活性化し抗凝固機能を保ちます．治療開始時に初回投与を行い全身ヘパリン化させることで抗凝固機能の安定をはかります．抗凝固の効果の指標となる活性化凝固時間（ACT）を透析前，透析直後，透析終了後に計測し，透析中は凝固時間が1.5倍となることが理想です．透析終了後の止血時間を考慮して，30分前から1時間前に投与を終了する施設もあります．

　ヘパリンの重篤な副作用としてヘパリン起因性血小板減少症（HIT）が起こることがあり，その場合はアルガトロバンに切り替えます．

アルガトロバン

　アルガトロバンは半減期が30分程度で，合成抗トロンビンによりATⅢを介さずに抗凝固機能を発揮します．

低分子ヘパリン

　低分子ヘパリンは，平均分子量12,000のヘパリンを精製し4,000〜6,000程度の低分子量にまとめたもので，糖鎖が短いためアンチトロンビンとは結合でき

略語

ATIII
アンチトロンビンⅢ：
antithrombin Ⅲ

ACT
活性化凝固時間：activated clotting time

HIT
ヘパリン起因性血小板減少症：heparin-induced thrombocytopenia

第1章　腎臓の基礎知識と透析の適応

ますがトロンビンとは結合できず，その抗凝固機能は主に第Xa因子を阻害することで発揮されます．半減期は2〜3時間程度とヘパリンに比べ作用時間が長いことから，治療開始時に全量初回投与し持続投与しないことがあります．HITや脂質代謝異常の影響が少なく理想的な薬剤ですが，診療報酬の影響で使用制限されているのが現状です．

ナファモスタットメシル酸塩

ナファモスタットメシル酸塩は半減期が8分程度の蛋白分解酵素阻害薬で，凝固系各酵素の作用を抑制します．手術後や消化管出血などの場合に血液損失を避けるために使用されます．分子量が540程度であるため透析によって除去されやすい薬剤です．この薬剤はプラス荷電でありマイナス荷電の透析膜への吸着性が高いため，その性質をもつAN69膜の積層型ダイアライザーの使用を避けることがあります．

● まれにこれらの薬剤に対するアレルギーによりアナフィラキシーショックを引き起こすことがあるので，治療開始の患者観察は怠らないようにする．

透析液温度

患者の体温を基準に設定しますが，治療後半に血圧低下がある場合には透析液温度を下げて末梢循環量を抑制し，血圧維持を行うことがあります．透析液温度を時間ごとにコントロールする装置もあります．

穿刺針

穿刺針は先端部の材質により，金属針とプラスチック針に分けられます．金属針は鋭利な先端部が血管内にあり治療中の体動により血管を傷つけることがあるため，プラスチック針の使用が増えています．しかし，プラスチック針であっても穿刺時の内筒針は金属であり，ともに廃棄時に誤穿刺を招くことがあるため，近年，安全針への移行が始まっています．

針の太さはゲージ数が大きくなるにつれて細くなります（**表2**）．1Gの差は0.2mm程度であり，針の太さは個々の血流量に応じて選択されます．穿刺痛や止血時間を気にすることがありますが，血流量に見合わない細い針を使用すると針内が高い陰圧になり血球を傷めることがあります．17Gは200mL/min以下，16Gは200〜250mL/min，15Gは250mL/min以上の血流量を目安として選択します．

動脈針と静脈針の太さを変えることがありますが，穿刺時の緊張から間違える危険性があります．治療では動脈穿刺針の太さが大切であり，間違い防止の

表2 ● 透析穿刺針の外径とカラーコード

穿刺針（G/ゲージ数）	針外径（mm）	カラーコード
14	2.1	pale green
15	1.8	blue-grey
16	1.6	white
17	1.4	red-violet
18	1.2	pink

＊一部のメーカーは内径を表記するものもあります．

ため同じ太さがよいと思われます．屈曲した血管への穿刺は長さが短い針のほうが容易ですが，抜針事故の可能性が高まります．そのため，針の長さは針の固定方法を明確にしたうえで決定します．

穿刺部の消毒薬

穿刺部の消毒には，消毒用エタノール（76％以上エチルアルコール），イソジン®（10％ポビドンヨード），ヘキザック®（クロルヘキシジングルコン酸塩1％）などの薬剤が主に用いられています．消毒効果の高さや速効性から消毒用エタノールが汎用されますが，発赤や発疹などの皮膚のかぶれが出現する場合は，刺激の少ないイソジン®やヘキザック®に変更すると有効です．イソジン®には少量ですがポビドン（ポリビニルピロリドン，PVP）が含まれるため，アレルギー症状が現れることがあります．

略語

PVP
ポビドン（ポリビニルピロリドン）：polyvinylpyrrolidone

固定テープ

固定テープの接着剤により皮膚のかぶれが出現することがあります．アクリル系の接着剤が主流ですが，シリコン系の接着剤に変更することで症状の改善が期待できます．医療用でありませんが，一般用ビニールテープはゴム系の接着剤であるため有効なことがあります．いずれのテープでも痒みを訴えるときは，血液回路にかぎり紐固定する場合もあります．また，抜針が心配であれば，穿刺部と血液回路全体にフィルム状のドレッシングテープで補強することもあります．

 ● 患者への情報提供
Point 患者にDWとの差，透析後の予定体重，総除水量，除水速度，透析時間などについて事前に十分に説明を行い，同意を得たうえで治療を始める．

引用・参考文献

1. 秋澤忠男：血液凝固と抗凝固．血液浄化療法ハンドブック，改訂第3版（透析療法合同専門委性会編）．p.131-148，協同医書出版社，2004

ACT	activated coagulation time	活性化凝固時間
ADH	antidiuretic hormone	抗利尿ホルモン
ADL	activities of daily living	日常生活動作
AKI	acute kidney injury	急性腎傷害
APD	auto-peritoneal dialysis	自動腹膜透析
AVF	arteriovenous fistula	自己血管を用いたシャント
AVG	arteriovenous graft	人工血管を用いたシャント
CAPD	continuous ambulatory peritoneal dialysis	持続可動式腹膜透析
CKD	chronic kidney disease	慢性腎臓病
CKD-MBD	CKD-mineral and bone disorder	慢性腎臓病に伴う骨・ミネラル代謝異常
COPD	chronic obstructive pulmonary disease	慢性閉塞性肺疾患
DBI	digital branchial pressure index	
ECUM	extracorporeal ultrafiltration method	体外限外濾過
eGFR	estimated glomerular filtration rate	推算糸球体濾過量
EPO	erythropoietin	エリスロポエチン
EPS	encapsulating peritoneal sclerosis	被嚢性腹膜硬化症
ePTFE	expanded-polytetrafluoroethylene	合成ポリテトラフルオロエチレン
ESA	erythropoiesis stimulating agent	赤血球造血刺激因子製剤
GFR	glomerular filtration rate	糸球体濾過量
hANP	human atrial natriuretic peptide	ヒト心房性ナトリウム利尿ペプチド
HD	hemodialysis	血液透析
HDF	hemodiafiltration	血液透析濾過
HF	hemofiltration	血液濾過
iPTH	immunoreactive parathyroid hormone	免疫反応性上皮小体ホルモン
JSDT	Japanese Society for Dialysis Therapy	日本透析医学会
K/DOQI	Kidney Disease Outcomes Quality Initiative	
KDIGO	Kidney Disease Improving Global Outcome	国際腎臓病診療ガイドライン機構
Kt/V	標準化透析量＜K：尿素クリアランス，t：透析時間，v：体内水分量＞	
MRSA	methcillin-resistant *Staphylococcus aureus*	メチシリン耐性黄色ブドウ球菌
nPCR	nomalized protein catabolic rate	標準化タンパク質異化率
PD	peritoneal dialysis	腹膜透析
PEIT	percutaneous ethanol injection thrapy	副甲状腺エタノール注入療法
PEP	polyolefin elastomer polyester	ポリオレフィン－エラストマー－ポリエステル
PET	peritoneal eqilibtation test	腹膜平衡試験
PTA	percutaneous transluminal angioplasty	経皮的血管形成術
PTH	parathyroid hormone	副甲状腺ホルモン
PTx	parathyroidectomy	副甲状腺摘出術
PU	polyurethane	ポリウレタン
RAA	renin-angiotensin-aldosterone	レニン－アンジオテンシン－アルドステロン
rHuEPO	recombinant human erythropoietin	ヒトエリスロポエチン製剤
RO	reverse osmosis	逆浸透
TDM	therapeutic drug monitoring	薬物血中濃度モニタリング
TSAT	tube slide agglutination test	試験管スライド凝集反応検査
URR	urea reduction ratio	尿素除去率
VA	vascular access	バスキュラーアクセス
Vd	volume of distribution	分布容積

第 2 章

透析療法の基礎知識

Contents

1. 腎代替療法の種類

Clinical Nursing Skills ｜ Dialysis Nursing

Check

- 腎代替療法には透析療法と腎移植があり，透析療法には血液透析と腹膜透析の2種類があります．

- 腎代替療法の選択は患者・家族のライフスタイルに大きな影響を及ぼすため，適切な情報提供を行い，患者のライフスタイルに合った治療選択をしてもらうことが大切です．

- 療法選択において医療者は，患者や家族に情報を提供するだけでなく，患者の話を聞き全体像を捉えることが重要です．

腎代替療法とは

略語

CKD
慢性腎臓病：chronic
kidney disease

eGFR
推算糸球体濾過量：
estimated glomerular
filtration rate

　腎代替療法とは，慢性腎臓病（CKD）の病態が進行してステージG5の末期腎不全の状態となり，尿毒症症状が出現し，保存的治療では管理困難となった患者に行う治療法です．

　『エビデンスに基づくCKD診療ガイドライン2018』[1]ではCKDステージG3b〜5，『CKDステージG3b〜5診療ガイドライン2017（2015追補版）』[2]ではCKDステージG4すなわち推算糸球体濾過量（eGFR）15 〜 30mL/min/1.73m^{2}の状態に至った時点で，患者本人と家族に対して腎代替療法に対する情報提供を行うことが推奨されています[1,2]．

　腎代替療法の選択は患者・家族のライフスタイルに大きな影響を及ぼすため，腎代替療法についてそれぞれのメリット・デメリットについて情報提供を行う必要があります．それから患者自身でしっかりと考えてもらい，家族と相談する時間を持ち，準備を行っていくことが重要です．

　腎代替療法には透析療法と腎移植があり，透析療法には血液透析と腹膜透析の2種類があります（**図1**）．わが国では腎代替療法を行っている患者のうち，血液透析が約96%（96.5），腹膜透析が約3%（2.9），腎移植が約1%（0.6）となっており，血液透析を選択する患者が多いことが特徴です[3]．

Point

- 血液透析は施設へ通院し治療を行うことが一般的だが，自宅で行う在宅血液透析を選択する場合もある．

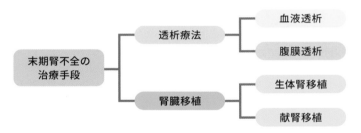

図1 ● 腎代替療法の種類
(日本腎臓学会ほか編:腎不全 治療選択とその実際. p.9, 関西メディカル病院, 2021より引用)

腎代替療法選択外来

　透析導入前の患者は今までの自宅や職場での立場や役割, 日常生活の変化など透析に対する不安があります. そのため, 療法選択においては患者や家族に情報を提供するだけでなく, 患者の話を聞き全体像を捉えることが重要となります. そこから患者のライフスタイルに合わせた治療方法を提案し, 選択肢を狭めないようにすることが大切です.

シェアード・ディシジョン・メイキング (SDM)

　シェアード・ディシジョン・メイキング (SDM)とは医療者が患者に対して十分な情報提供を行い, 反対に患者からも自身の考えや希望を伝えることで, さまざま情報を相互に共有し合う, より最適な治療を選択し決定するための共同意思決定に向けたプロセスです[4].
　このプロセスを用い, さまざまな冊子や資料を提示したうえで, 医師, 看護師, 臨床工学技士, 医療ソーシャルワーカー (MSW)などの複数の職種が患者本人・家族などへ, 腎代替療法について情報提供を行います. できるだけ実際のイメージに近づけることで患者・家族のライフスタイルに合わせた治療選択をしてもらうことが可能となります. そのため, 多職種によるさまざまな側面からの適切な情報提供を行うことが重要となります (**表1**).

透析療法

血液透析

　血液透析とは体内に溜まった余分な水分や老廃物をダイアライザに通して除去する治療法です.
　血液透析を行う際に脱血したり返血したりするために必要なルートをバスキュラーアクセス (VA)といい, 血液透析導入前に作製する必要があります.

略語

SDM
シェアード・ディシジョン・メイキング:
shared decision making

MSW
医療ソーシャルワーカー:medical social worker

第2章 透析療法の基礎知識

表1 ● 腎代替療法の比較

	血液透析	腹膜透析	腎移植
腎機能	悪いまま（貧血・骨代謝異常・アミロイド沈着・動脈硬化・低栄養などの問題は十分な解決ができない）		かなり正常に近い
必要な薬剤	慢性腎不全の諸問題に対する薬剤（貧血・骨代謝異常・高血圧など）		免疫抑制薬とその副作用に対する薬剤
生命予後	移植に比べ悪い		優れている
心筋梗塞・心不全脳梗塞の合併	多い		透析に比べ少ない
生活の質	移植に比べ悪い		優れている
生活の制約	多い（週3回，1回4時間程度の通院治療）	やや多い（透析液交換・装置のセットアップの手間）	ほとんど無い
社会復帰率	低い		高い
食事・飲水の制限	多い（蛋白・水・塩分・カリウム・リン）	やや多い（水・塩分・リン）	少ない
手術の内容	バスキュラーアクセス（シャント）（小手術・局所麻酔）	腹膜透析カテーテル挿入（中規模手術）	腎移植術（大規模手術・全身麻酔）
通院回数	週に3回	月に1～2回程度	移植後1年以降は月に1回
旅行・出張	制限あり（通院透析施設の確保）	制限あり（透析液・装置の準備）	自由
スポーツ	自由	腹圧がかからないように	移植部保護以外自由
妊娠・出産	困難を伴う	困難を伴う	腎機能良好なら可能
感染の注意	必要	やや必要	重要
入浴	透析後はシャワーが望ましい	腹膜カテーテルの保護必要	問題ない
その他のメリット	医学的ケアが常に提供される，最も日本で実績のある治療方法	血液透析にくらべて自由度が高い	透析による束縛からの精神的・肉体的解放
その他のデメリット	バスキュラーアクセスの問題（閉塞・感染・出血・穿刺痛・ブラッドアクセス作成困難） 除水による血圧低下	腹部症状（腹が張る等） カテーテル感染・異常 腹膜炎の可能性 タンパクの透析液への喪失 腹膜の透析膜としての寿命がある（10年位）	免疫抑制薬の副作用 拒絶反応などによる腎機能障害・透析再導入の可能性 移植腎喪失への不安

（日本腎臓学会ほか編：腎不全 治療選択とその実際．p.11-12，関西メディカル病院，2021より引用）

ダイアライザは中空糸というストロー状の半透膜をプラスチックの筒の中に束ねたもので，半透膜の内側に血液を，外側に透析液を流すことで分子の小さい老廃物が血液中から透析液に滲み出し，老廃物が除去された血液を体に戻すことができます．

血液透析は週に3回通院し，1回4～5時間の治療を要します．健常者は1日24時間，1年365日腎臓が働いているのに対し透析患者は透析治療を行っている時間しか老廃物や余分な水分が除去されません．そのため，透析治療を行っていない時間は，体に老廃物・余分な水分が溜まってしまうので日々の自己管理が重要となってきます．

表2 ● 腹膜透析の分類

分類	方法
CAPD	自身で日中に2～3回のバッグ交換と夜間貯留1回を行う方法
APD	夜間に腹膜灌流装置を用いて自動でバッグ交換を行う方法
・NPD	夜間の自動のバッグ交換のみ行う方法
・CCPD	夜間の自動バッグ交換に加えて日中の持続的な貯留を追加する方法
・TPD	おもに夜間に透析液の一部のみを頻回に注排液する方法

（山家 敏彦ほか：新人スタッフの「知りたい」にサクッと答える！透析療法&看護のギモン88 アンサーブック．透析ケア，夏季増刊，2021を参考に作成）

腹膜透析

　腹膜透析とは，自身の腹膜を使用し老廃物や余分な水分を除去する治療法で，手術で透析液の出し入れができるよう腹膜透析カテーテルを腹腔内に埋め込みます．このカテーテルは長期にわたり使用する為，カテーテルの出口部や周囲からの感染を防ぐために清潔に保つことが大切です．

　また，患者自身の腹膜を用いた透析のため，効率には個人差が出てしまい，調整が必要となります．

　治療方法は残存機能と腹膜機能，体格を考慮し，さらに患者のライフスタイルを踏まえたうえで選択していきます．腹膜透析を大きく分類すると自身が日中に手動で行う連続携行式腹膜透析（CAPD）と夜間に機械を使用して自動で行う自動腹膜透析（APD）に分類され，APDはさらに夜間腹膜透析（NPD），連続周期的腹膜透析（CCPD），タイダル腹膜透析（TPD）の3つに分類されます（**表2**）．

　腹膜透析は永久的には治療の継続ができません．一般的には5～10年といわれており，残存機能や腹膜機能により，血液透析との併用療法が必要となってきます．また，合併症である腹膜炎を繰り返す場合などカテーテル抜去が必要な状況となると腹膜透析の継続が困難となります．

腎移植

　腎移植には生体腎移植と献腎移植があります．

　2019年に日本透析医学会が行った統計調査では，慢性腎臓病の悪化により透析療法を受けている患者総数は約34万人となっています[5]．日本臨床腎移植学会などによれば，2019年には約2,057の症例で腎移植が実施されており，そのうち，原則親族や配偶者から提供される「生体腎」は1,827例，心停止下または脳死下に提供される「献腎」は230例（心停止：54例，脳死：176例）でした[6]．2019年末の献腎移植希望登録者数は12,505人ですから，献腎移植を受けることができた患者は希望者のわずか約1.8％に過ぎません[8]．

　また近年，慢性腎臓病の末期病態において，腹膜透析や血液透析を導入せずに（腎移植前に一過性に導入する場合も含む）実施される先行的腎移植（PEKT）

略語

CAPD
連続携行式腹膜透析：continuous ambulatory peritoneal dialysis

APD
自動腹膜透析：automated peritoneal dialysis

NPD
夜間腹膜透析：noctural peritoneal dialysis

CCPD
連続周期的腹膜透析：continuous cycling peritoneal dialysis

TPD
タイダル腹膜透析：tidal peritoneal dialysis

略語

PEKT
先行的腎移植：preemtive kidney transplantation

第2章 透析療法の基礎知識

が増加しています．一定期間の維持透析を受けた後に実施される腎移植と比較して，生存率がわずかではありますが優れていると言われています[3]．

日本移植学会は「生体腎移植ガイドライン」において，腎移植を受ける患者（レシピエント）の適応基準として，①末期腎不全患者であること（透析を続けなければ生命維持が困難であるか，または近い将来に透析を導入する必要に迫られている保存期慢性腎不全である），②全身感染症がないこと，③活動性肝炎がないこと，④悪性腫瘍がないこと，としています[7]．加えて，全身麻酔下の移植手術を受けることができる十分な心肺機能を有し全身状態が良好であることが重要です．

ただし，移植後の拒絶反応を予防する免疫抑制薬の服用により重篤な合併症が引き起こされる危険性が高い場合は禁忌となります．腎移植において望ましくないレシピエントの条件を**表3**に示します[3]．

表3 ● 腎移植において望ましくないレシピエントの条件

- 治癒していない，または治癒後間もない悪性腫瘍(癌・リンパ腫・白血病・肉腫)
- 慢性又は活動性の感染症
- 性格や気質，精神疾患により自己管理が出来ない方
- 全身麻酔を含めた大きな手術に耐えられない心肺疾患
- 献腎移植ではドナーのリンパ球に対する抗体を有する方(クロスマッチ陽性)

(日本腎臓学会ほか編：腎不全 治療選択とその実際．p.34，関西メディカル病院，2021より引用)

引用・参考文献

1. 日本腎臓学会：エビデンスに基づくCKD診療ガイドライン2018．東京医学社，2018
2. 山縣邦弘：CKDステージG3b〜5診療ガイドライン2017（2015追補版）．日本腎臓学会誌 59(8)：1093-1216，2017
3. 日本腎臓学会ほか編：腎不全 治療選択とその実際．関西メディカル病院，2021
4. 山家敏彦ほか：新人スタッフの「知りたい」にサクッと答える！透析療法&看護のギモン88 アンサーブック．透析ケア，夏季増刊，2021
5. 日本透析医学会：わが国の慢性透析療法の現況（2019年12月31日現在）．日本透析医学会雑誌 53(12)：579-632，2020
6. 日本臨床腎移植学会ほか：腎移植臨床登録集計報告（2020）－2019年実施症例の集計報告と追跡調査結果．移植 55(3)：225-243，2020
7. 日本移植学会：生体腎移植ガイドライン．平成20年5月18日の理事会で承認
   http://asas.or.jp/jst/pdf/guideline_002jinishoku..pdf （2021年12月1日検索）
8. 日本移植学会：臓器移植ファクトブック2020 p.34-35，2020
   http://www.asas.or.jp/jst/pdf/factbook2020.pdf （2022年1月5日検索）

2. 血液透析療法の原理

血液透析は，血液と透析液を半透膜を介して接触させ，拡散と限外濾過の原理を利用して尿毒素の除去や電解質の除去・補充を行う膜分離法で，ダイアライザと呼ばれる血液浄化器で行われています．

ダイアライザ内では拡散により尿毒素を透析液側に移行させて除去するため，半透膜の細孔径により除去できる尿毒素の大きさに限界があるので目的に応じ機種選定を行います．

電解質は，患者の血液濃度と透析液の濃度差により除去や補充が行われ適正値に調整されます．

溶質・溶媒・溶液（図1）

溶質は溶けている物質，溶媒は溶質を溶かしている液体，溶液は溶質と溶媒を合わせたものです．

食塩水で表すと食塩が溶質，水が溶媒，食塩水が溶液となります．

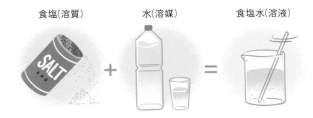

図1 ● 溶質・溶媒・溶液

半透膜

半透膜には多くの細孔（穴）が空いています．細孔の大きさより小さい溶質や溶媒は半透膜を通過することができますが，大きい溶質は細孔に阻まれ通過することができません（**図2**）．半透膜の細孔の大きさを変えることにより溶質を分離することができます．

第2章 透析療法の基礎知識

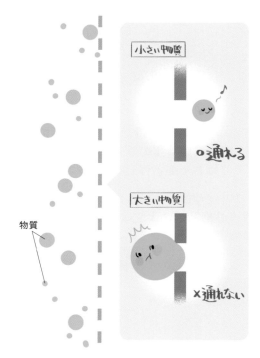

図2 ● 半透膜
孔より大きな物質は通過できず，小さい物質は通過できる．

拡散と半透膜（図3）

　半透膜を介して溶液中の溶質濃度が不均一であれば，溶質はその濃度の高い部分から低い部分へ移動します．これは拡散現象と呼ばれ，溶質が半透膜を通過できる大きさであれば溶質濃度が均一になるまで続きます．その推進力は溶質の濃度勾配です．

浸透と半透膜（図4）

　半透膜を介して溶液中の溶質濃度が不均一であれば，溶媒である水は溶質濃度の低い部分から高い部分へ移動します．これは浸透現象と呼ばれ，溶質が半透膜を通過できない場合は水のみ移動するので水位に差が生じ，重力と釣り合うところまで上昇します．このときの水位差が浸透圧です．

限外濾過（図5）

　半透膜を通過できる溶質が区切られた2つの容器に均一に分布した場合，一方から陽圧もしくは陰圧をかけると，水と溶質がともに移動します．この現象を限外濾過と呼び，加えた力を限外濾過圧，移動した溶液を濾液と呼びます．

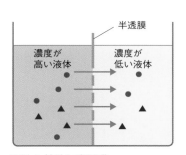

図3 ● 拡散と半透膜

(渋谷裕子:はじめてでもやさしい透析看護.
p.14, 学研メディカル秀潤社, 2015)

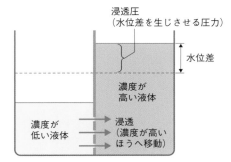

図4 ● 浸透と半透膜

(渋谷裕子:はじめてでもやさしい透析看護.
p.14, 学研メディカル秀潤社, 2015)

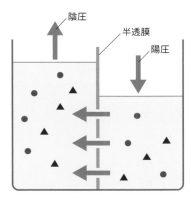

図5 ● 限外濾過と半透膜

血液透析の原理と目的

　血液透析は, 血液と透析液を半透膜で介して接触させ, 拡散と限外濾過の特性を利用して尿毒素の除去や電解質の除去・補充を行う膜分離法です. ダイアライザと呼ばれる血液浄化器で行われています. ダイアライザはさまざまな形状の機種が開発されましたが, 現在使用されているほとんどが中空糸型ダイアライザで, 透析膜を重ねた積層型ダイアライザも一部で使用されています (**図6**).

　ダイアライザ内では代謝産物などの尿毒素を拡散により透析液側に移行させて除去します(**図7**). 尿毒素には大きさの異なる毒素が幅広く存在し, 半透膜の細孔径もダイアライザで異なるので目的とする物質に応じて選択します. Na^+, K^+, Cl^-, Ca^{2+}, Mg^{2+}, HCO_3^- などの電解質は患者の血液濃度と透析液の濃度差により除去や補充が行われ適正値に調整されます. 膜分離として細孔径より大きな血液中の赤血球などの有形成分や血漿タンパクは透析液側に移行させず, 逆に透析液中に含まれるエンドトキシンや細菌は血液側に移行させないように細孔径は設計されています.

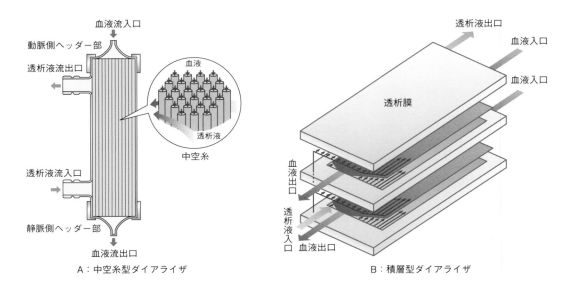

A：中空糸型ダイアライザ　　　　　　　　B：積層型ダイアライザ

図6 ● 中空糸型ダイアライザ（A）および積層型ダイアライザ（B）の構造

（A．渋谷祐子：はじめてでもやさしい透析看護．p.26，学研メディカル秀潤社，2015より引用；B．太田和夫：人工腎臓の原理，構造とその評価法Ⅰ．
人工腎臓の原理とその構成．透析療法とその周辺知識（改訂第2版）．p.29-42，南江堂，1995より引用改変）

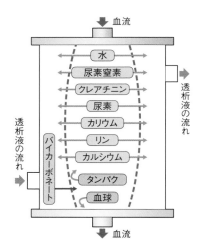

図7 ● ダイアライザ内の物質移動

引用・参考文献

1.　渋谷祐子：はじめてでもやさしい透析看護．p.26，学研メディカル秀潤社，2015
2.　太田和夫：人工腎臓の原理，構造とその評価法Ⅰ．人工腎臓の原理とその構成．透析療法とその周辺知識（改訂第2版）．
　　p.29-42，南江堂，1995

3. 透析用患者監視装置

- 透析用患者監視装置には，個人用患者監視装置と透析機械室で透析液を一括して作製・供給する多人数用患者監視装置があります．

- 個人用患者監視装置は患者ごとに透析液を選択できるので処方透析が可能となり，大規模な装置が必要ではないことから，病棟やICUでの個室治療が可能です．

- しかし，わが国では透析液清浄化管理に優れていることから多人数用患者監視装置が主流となっています．

多人数用患者監視装置の全体像と各部構成（図1）

各部の説明

①中央警告灯

装置の運転状態を表します．緑色の点灯（または点滅）は正常に治療が行われている状態，赤色の点灯（または点滅）はただちに対処が必要な状態，黄色の点灯（または点滅）は緊急性がないものの対処が必要な状態です．ランプ類の電球切れの可能性もあるので始業点検は必要です．

②動脈圧力ポート

血液回路の動脈チャンバにある圧力ラインを接続し動脈圧を測定します．脱血状態やダイアライザの詰まりの程度を反映します．標準装備ではありませんが，近年，オンラインHDFなどで正確な膜間圧力差（TMP）を算出するために動脈圧測定の必要性が高まっています．

③静脈圧力ポート

血液回路の静脈チャンバにある圧力ラインを接続し静脈圧を測定します．血液回路やダイアライザの凝固の程度やバスキュラーアクセスの評価をします．

④ダイアライザホルダ

ダイアライザを保持する器具．ホルダの取り付け位置で静脈圧や透析液圧が変化するので，常に同じ高さに取り付けるための目印などを刻印しておきます．

⑤排液ポート

プライミング液を排液するポート．排液配管がゴミなどで詰まらないように排出部にフィルタが付いています．

略語

HDF
血液透析濾過：hemo-diafiltration

TMP
膜間圧力差：trans-membrane pressure

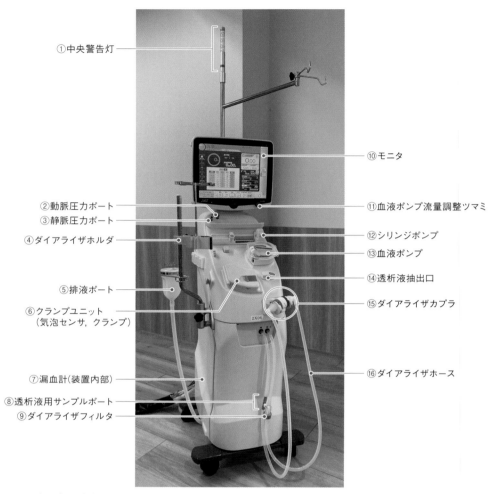

① 中央警告灯 —
⑩ モニタ
② 動脈圧力ポート —
③ 静脈圧力ポート —
④ ダイアライザホルダ —
⑪ 血液ポンプ流量調整ツマミ
⑫ シリンジポンプ
⑬ 血液ポンプ
⑭ 透析液抽出口
⑤ 排液ポート —
⑥ クランプユニット
（気泡センサ，クランプ）
⑮ ダイアライザカプラ
⑦ 漏血計（装置内部） —
⑯ ダイアライザホース
⑧ 透析液用サンプルポート —
⑨ ダイアライザフィルタ —

図1 ● 多人数用患者監視装置の全体像

⑥クランプユニット（気泡センサ，クランプ）

　静脈血液回路を通過する気泡を超音波センサで検出します．安全機構として気泡が検出されたら血液ポンプが停止し，電磁クランプで血液回路を遮断します．

⑦漏血計（装置内部）

　透析液側に血液が漏れ出たときに警報を発生します．通常は透析液に血液は流入しませんが，ダイアライザの膜が破れたときや脱血不良による過度の陰圧で赤血球が溶血したときに起こります．また，ダイアライザの透析液側のプライミング不足で空気が漏血計に流れたときには誤動作します．

⑧透析液用サンプルポート

　透析液の濃度確認などを行う場合に検体を採取するポートです．

⑨ダイアライザフィルタ

　透析用患者監視装置にゴミなどの異物混入を防ぐフィルタです．

⑩モニタ

タッチパネル式で装置の操作や運転状況の確認ができます.

⑪血液ポンプ流量調整ツマミ

血液ポンプの速度調整用ツマミ. 触れるだけで速度が変わる装置があるので注意します.

⑫シリンジポンプ

抗凝固薬を注入するシリンジ用ポンプ. 外筒のフランジと押し子のフランジをポンプ本体のスリットに正しく装着しなければ脱落することがあります.

⑬血液ポンプ

2個のローラが専用のポンプチューブを押しつぶしながら回転して送液するローラポンプ方式. 出入口を間違えないよう, ポンプ入口と血液回路のポンプチューブ入口部には赤い目印が刻印されています.

⑭透析液抽出口

プライミングやオンラインHDFの補液などで利用される清浄化透析液の取り出し口. 直接血液へ流入するので血液回路接続時は清潔操作で行います.

⑮ダイアライザカプラ

ダイアライザに接続するカプラです. 未使用時にはカプラどうしを嵌め合わせて装置に戻します.

⑯ダイアライザホース

透析液をダイアライザに供給するホースです. ダイアライザが破れ漏血した場合には, ダイアライザホースの透析液がワインレッド色に呈色します.

多人数用患者監視装置のモニタ部 (図2)

各部の説明

①治療モード

HD, HDF, HF, ECUMなど治療モードが表示されます.

②血圧と脈拍

血圧計が内蔵された透析用患者監視装置が一般的で, 測定間隔や上下限警報が設定できます.

血圧は100mmHgを下回ったときや透析前に比べ30mmHg以上低下したとき, また, 常時血圧が100mmHg以下であれば20mmHg以上低下したときに, 観察強化のために測定間隔を狭めます.

脈拍は1分間に50回以下を徐脈, 90回以上を頻脈とします. 範囲を超えた不整脈は触診測定を行い観察を深めます.

略語

HD
血液透析：hemodialysis

HF
血液濾過：hemofiltration

ECUM
限外濾過：extracorporeal ultrafiltration method

第2章 透析療法の基礎知識

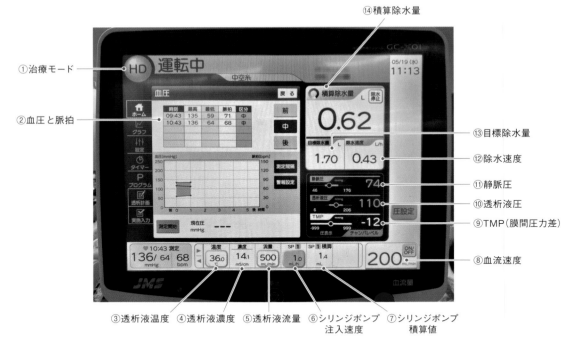

①治療モード

②血圧と脈拍

⑭積算除水量

⑬目標除水量

⑫除水速度

⑪静脈圧

⑩透析液圧

⑨TMP（膜間圧力差）

⑧血流速度

③透析液温度　④透析液濃度　⑤透析液流量　⑥シリンジポンプ注入速度　⑦シリンジポンプ積算値

図2 ● 多人数用患者監視装置のモニタ部

③透析液温度

　透析液の温度が表示されます．患者の基礎体温を基準に設定します．透析液温度は末梢循環量を変化させるので，血圧調整を目的として設定温度を変更することがあります．

④透析液濃度

　透析液の濃度が表示されます．一般的な透析液濃度は14.0mS/cm（ミリジーメンス毎センチメートル：導電率を表す単位）です．施設基準値を逸脱する場合は濃度確認を実施します．

⑤透析液流量

　透析液流量が表示されます．基本は500mL/minですが，医師の指示で450～600mL/minの施設もあります．

⑥シリンジポンプ注入速度

　抗凝固薬の注入速度が表示されます．医師の処方指示で決定します．急な治療時間延長でシリンジ交換処置後の開始ボタンの押し忘れやクレンメの開け忘れ，接続部が甘く血液漏れが起こることがあります．

⑦シリンジポンプ積算値

　抗凝固薬の積算値が表示されます．治療中は定期的に注入量確認を行います．

⑧血流速度

　血流速度が表示されます．医師の処方指示で決定します．透析開始時や血圧低下時，トイレ離脱など処置後に正しい値に戻し忘れることがあるので注意します．

⑨TMP（膜間圧力差）

静脈圧力と透析液圧の差がTMPで，濾過による膜負荷の程度が評価できます．HDFでは，TMPとアルブミン漏出量との強い相関が示されるため，治療評価の目安にします．

⑩透析液圧

ダイアライザの透析液出口の圧力です．HDなど膜透過性が高い治療では，静脈圧に近い値を示します．一部の透水性の低いダイアライザ，除水や補液など濾過速度の高い治療は膜透過の抵抗が増えるため，透析液圧は静脈圧より大きく低下します．透析液圧が高い陰圧になりダイアライザホースに細かい気泡がつくことがありますが，透析液の脱気不良の可能性がありますので透析用患者監視装置の点検が必要です．

⑪静脈圧

静脈圧上昇は，血液回路の折れ曲がりや針先の血管壁接触，血栓増殖，静脈エアトラップチャンバ下部のフィルタ周辺の凝血塊が疑われます．静脈圧低下は，脱血不良やダイアライザ内の血液凝固が疑われます．治療中は除水に伴う血液濃縮により，静脈圧は緩やかな上昇傾向を示します．

⑫除水速度

目標除水量を透析時間で除した平均速度が表示されます．除水困難時は先行除水やプログラム除水の場合があるので，平均速度と異なることがあります．

⑬目標除水量

治療で行う目標除水量を表示．DWで終える除水総量が理想ですが，状況に応じて総合的に判断します．

⑭積算除水量

治療中の除水積算値が表示されます．除水が計画通りに進んでいるか定期的に確認します．

略語

DW
ドライウエイト：dry weight

4. 透析用水から透析液の作製までの流れ

Check

透析用水作製装置（RO装置）は前処理部とRO水作製部で構成され，治療に必要な原水（水道水や地下水）を浄化して透析用水を作製します．

電解質とブドウ糖を含むA剤と重炭酸を含むB剤に2剤化されている透析剤を，透析用水を用いてA剤はA剤溶解装置，B剤はB剤溶解装置で別々に溶解して透析原液を作製します．

多人数用透析液供給装置は，B原液を透析用水で希釈調整し，その後A原液を混合して透析液を作製し，透析液供給ポンプで多人数用患者監視装置に送液します．

概要

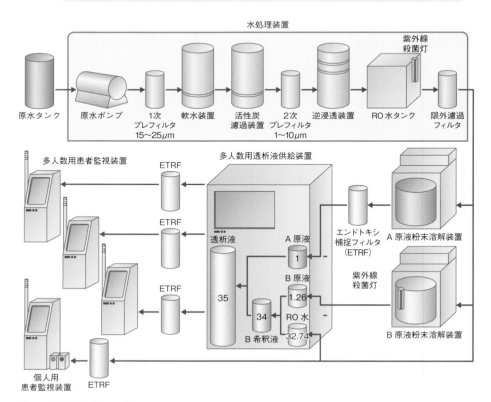

図1 ● 透析液作製の工程

（渋谷祐子：はじめてでもやさしい透析看護．p.23，学研メディカル秀潤社，2015より引用）

血液透析（HD）療法では血液浄化器（ダイアライザ）や透析用患者監視装置はもちろんですが，治療に必要な原水（水道水や地下水）を浄化するための透析用水作製装置（RO装置），透析原液を作製する透析剤溶解装置，透析液を希釈混合し透析用患者監視装置に供給する多人数用透析液供給装置が必要となります．治療に使用される透析液が作製されるまでの工程を理解することは大切です（図1）．

透析用水

透析用水作製装置（RO装置）の基本構成とそれぞれの機能（表1，図2）

透析用水作製装置は前処理部とRO水作製部の2つに分けられます．

前処理部は原水タンク，原水ポンプ，一次プレフィルタ，軟水装置，活性炭濾過装置，二次プレフィルタで，RO水作製部はROポンプ，ROモジュール，RO水タンクの順で構成されています．

前処理部

まず，原水（水道水や地下水）は温水ボイラや電気ヒータで加温され原水タンクに貯留されます．原水ポンプは水圧を上げ，装置の処理水量を安定させるための加圧ポンプです．一次プレフィルタは配管内の異物を除去します．軟水装置はCa^{2+}やMg^{2+}など硬度成分を除去しますが，最近では代わりにナノ濾過膜（NF膜）を採用する装置もあります．活性炭濾過装置は遊離塩素やクロラミンなどを含む化学物質を除去します．二次プレフィルタはチェックフィルタとも呼ばれ，劣化した軟水樹脂や活性炭が下流に流れるのを防ぎます．フィルタの目の大きさは原水の水質状況を考慮し，後段は前段に比べ小さくすることが一般的です．一次プレフィルタは$10 \sim 25\,\mu$m，二次プレフィルタは$1 \sim 10\,\mu$mを選択します．

RO水作製部

ROポンプは原水を逆浸透するための加圧ポンプです．ROモジュールはエンドトキシン（ET），細菌，有機物をはじめ溶解イオンをほぼすべて除去します．造水されたRO水はRO水タンクに一時貯留されます．RO水タンクは容積が大きいため，淀みによる細菌繁殖を抑えるため紫外線殺菌灯が点灯しています．RO水の造水と消費により空気の出入りがあることから，細菌混入を防ぐためのエアフィルタがあります．その後，RO水供給ポンプでエンドトキシン捕捉フィルタ（ETRF）を通じ透析用水として送水します．ETRFは突然のROモジュールからのリーク，RO水タンクおよびRO水配管の二次汚染に対して有効です．

略語

HD
血液透析：hemodialysis

RO
逆浸透：reverse osmosis

CDDS
多人数用患者監視装置：central dialysis fluid delivery system

略語

NF
ナノ濾過：nano filtration

略語

ET
エンドトキシン：endotoxin

ETRF
エンドトキシン捕捉フィルタ：endotoxin retentive filter

第2章 透析療法の基礎知識

表1 ● 透析用水作製装置の各要素の機能

構成要素	機能
①原水タンク	• 原水をいったん貯留する，施設内に設置されているタンク
プレフィルタ（②⑤）	• 原水中や前処理段階で生じる粗い物質を除去し，管路やモジュールなどが目詰りしないよう保護するために用いられる • プレフィルタの寿命は圧力損失で管理する • 濾過精度：1～25μm 【一次フィルタ】 • 原水中に含まれるさびや砂などの小さなごみを除去する • 軟水装置の前に設置される 【二次フィルタ】 • 前処理中に生じる粗い物質（軟水装置や活性炭濾過装置などで粉砕された樹脂など）を除去する • 活性炭濾過装置の次に設置される
③軟水装置	• 原水中の硬度成分（Ca^{2+}，Mg^{2+}など）を陽イオン交換樹脂でNa^+に置換して除去する • 軟水装置の代わりに，RO膜より細孔径の粗い膜を用いることもある
④活性炭濾過装置	• 原水の消毒に用いられた塩素を活性炭で除去する
⑥ROモジュール	• RO原水に高い圧力を加えて純度・清浄度の高いRO水を作製する〔逆浸透（RO）の原理〕 • 電解質（溶解イオン）や有機物，エンドトキシン（ET），細菌などを除去する
⑦RO水タンク	• RO水を貯留するタンク
⑧紫外線殺菌灯	• RO水タンク内やRO水を殺菌し，細菌増殖を抑制する
⑨エンドトキシン捕捉フィルタ（ETRF）	• ROモジュールではすべてのETを除去できないため，RO水タンクの次に設置されることが多い • ROモジュールからの突然のリークや，RO水タンクとRO水配管の二次汚染に対して有効である

（田岡正宏編：臨床工学技術ヴィジュアルシリーズ 動画と写真でまるわかり！ 血液透析．p.24-25，学研メディカル秀潤社，2021）

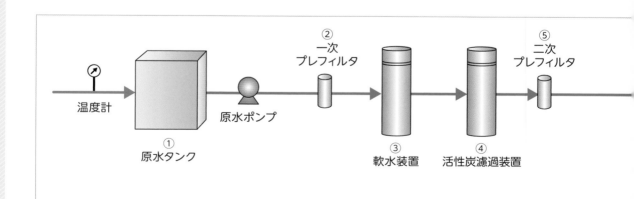

図2 ● 透析用水作製装置の基本構成
（田岡正宏編：臨床工学技術ヴィジュアルシリーズ 動画と写真でまるわかり！ 血液透析．p.24-25，学研メディカル秀潤社，2021）

透析剤

透析剤の種類と組成

　透析剤には液体タイプと粉末タイプがあり，液体タイプは個人用患者監視装置，粉末タイプは多人数用患者監視装置を使用するときに主に選択されます（**表2**）．透析剤は電解質とブドウ糖を含むA剤，重炭酸を含むB剤からなり，「A剤（液体）−B剤（液体）」，「A剤（液体）−B剤（粉末）」，「A剤（粉末）−B剤（粉末）」の組み合わせがあります．

　透析剤は重炭酸透析液が主流であり，A剤中のカルシウムイオン（Ca^{2+}），マグネシウムイオン（Mg^{2+}）とB剤中の重炭酸イオン（HCO_3^-）が反応し炭酸塩が析出するため，透析剤は2剤化されています（**表3**）．

　また，pH調節剤として少量の酢酸を含んでいます．酢酸は透析中に血圧低下を起こす場合があるため，酢酸の代わりにクエン酸を含む透析液があります．

透析剤溶解装置（図3）

　透析剤の選択は，透析剤の補充による労働環境と保管場所の確保から粉末タイプが多くの施設で採用されますが，専用の透析剤溶解装置が必要となります．透析剤溶解装置にはA剤溶解装置とB剤溶解装置があり，透析用水を用いて透析剤をメーカー指定の濃度になるように溶解します．溶解装置で作製されたA原液とB原液は多人数用透析液供給装置に送られます．

　2剤製剤であることからA，B剤の入れ間違いがないように注意します．そのため，A剤（粉末）とB剤（粉末）は交わらないように区分けして保管し，補充時は呼称確認で行います．

第2章　透析療法の基礎知識

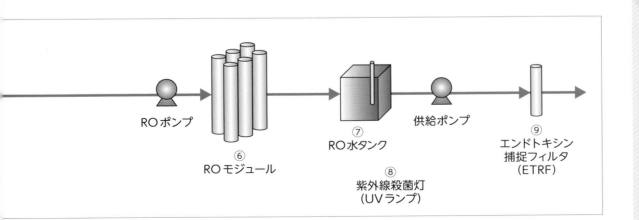

表2 ● 代表的な粉末透析液の種類と組成[1〜10]

製造元	商品名	Na⁺ (mEq/L)	K⁺ (mEq/L)	Ca²⁺ (mEq/L)	Mg²⁺ (mEq/L)	Cl⁻ (mEq/L)	CH₃COO⁻ (mEq/L)	HCO₃⁻ (mEq/L)	Glucose (mg/dL)
扶桑薬品工業	キンダリー® 透析剤AF2号	140	2.0	3.0	1.0	110	8	30	100
扶桑薬品工業	キンダリー® 透析剤AF3号	140	2.0	2.5	1.0	114.5	8	25	150
扶桑薬品工業	キンダリー® 透析剤AF4号	140	2.0	2.75	1.0	112.25	8	27.5	125
扶桑薬品工業	キンダリー® 透析剤AF5号	140	2.3	2.6	1.2	113.9	4.2	30	150
ニプロ	リンパック® 透析剤TA1	138	2.0	2.5	1.0	110	8	28	100
ニプロ	リンパック® 透析剤TA3	140	2.0	3.0	1.0	113	10.2	25	100
日機装	Dドライ® 透析剤2.5S	140	2.0	2.5	1.0	112.5	10	25	100
日機装	Dドライ® 透析剤2.75S	140	2.0	2.75	1.0	112.75	10	25	100
日機装	Dドライ® 透析剤3.0S	140	2.0	3.0	1.0	113	10	25	100
陽進堂	カーボスター® 透析剤・P	140	2.0	3.0	1.0	111	0	35	150

表3 ● 各透析原液に含まれる溶質

A原液	Na⁺　K⁺　Ca²⁺　Mg²⁺　Cl⁻　CH₃COO⁻　Glucose
B原液	Na⁺　HCO₃⁻

透析液

多人数用透析液供給装置（図4）

　B原液を透析用水で希釈調整（希釈B液）し，その後A原液を混合し透析液を作製します．作製された透析液は貯留槽に一時貯留されます．その後，透析液供給ポンプでETRFを通し透析室に設置されている多人数用患者監視装置に送液します．

　透析液の濃度確認は浸透圧計，血液ガス分析装置，電解質測定器が用いられます．浸透圧は透析液濃度測定でもっとも信頼度の高い指標です．さらに血液ガス分析装置はpH，pCO_2の値から透析液の劣化程度が判断でき，目安として重炭酸イオン濃度（HCO_3^-）が算出されます．電解質測定器はNa^+，K^+，Cl^-，Ca^{2+}などイオン組成濃度の確認が行えます．測定値が施設で設けた基準範囲内になっていることを確認してから治療に使用します．測定頻度は朝の装置立ち上げ時と治療シフトごとに行います．

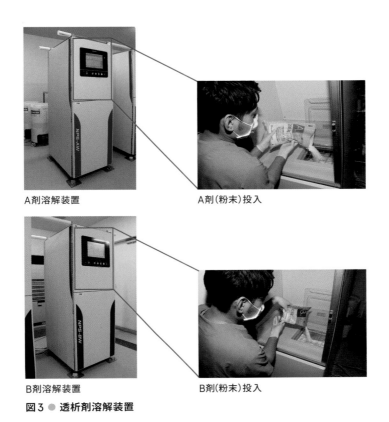

A剤溶解装置　　　　　　　A剤(粉末)投入

B剤溶解装置　　　　　　　B剤(粉末)投入

図3 ● 透析剤溶解装置

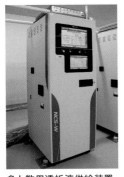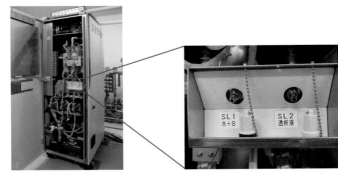

多人数用透析液供給装置　　多人数用透析液供給装置(扉開)　　透析液採取口(希釈B液と透析液)

図4 ● 多人数用透析液供給装置

透析液水質管理基準

　2016年，透析液水質管理基準[11]の改定により，生物学的汚染物質に化学的汚染物質も加わり，より厳格な管理が求められるようになりました．

生物学的汚染基準 (表4)

　ETと生菌数で評価します．ETはグラム陰性桿菌の細胞壁構成成分であり，血中に混入すると微量で発熱し，重症化して敗血症を引き起こすことがある生

理活性の高いサイトカイン誘導物質です．生菌は培養を行い細菌集落の数（コロニー数）で評価を行います．透析液を汚染する多くの菌は水道水に含まれる水棲菌のグラム陰性桿菌[12]です．

透析用水の化学的汚染基準（表5）

透析用水が基準値を超える場合は，透析用水作製装置の性能低下，地下水利用では原水の水質悪化が疑われます．地下水浄化設備や透析用水作製装置の保守点検が必要となります．

略語

EU
エンドトキシンユニット：endotoxin unit

CFU
コロニー形成単位：colony forming unit

表4 ● 生物学的汚染基準

	ET（EU/mL）	生菌数（CFU/mL）
透析用水（RO水）	0.050未満	100未満
標準透析液	0.050未満	100未満
超純粋透析液	0.001未満	0.1未満
透析液由来オンライン調整透析液	無ET	無菌

（峰島三千男ほか：2016年度版透析液水質基準．透析会誌49(11)：697-725，2016より引用改変）

表5 ● 化学汚染物質12項目と管理基準値

グループ	化学的汚染物質	最大基準値（mg/L）
第1グループ （毒性が報告されている汚染物質）	アルミニウム	0.01
	総塩素	0.10
	銅	0.10
	フッ化物	0.20
	鉛	0.005
	硝酸塩（窒素として）	2.0
	硫酸塩	100
	亜鉛	0.10
第2グループ （透析液に通常含まれている電解質）	カルシウム	2
	マグネシウム	4
	カリウム	8
	ナトリウム	70

（峰島三千男ほか：2016年度版透析液水質基準．透析会誌49(11)：697-725，2016より引用改変）

引用・参考文献

1. 扶桑薬品工業株式会社：キンダリー透析剤AF2号添付文書（第7版）．2009年9月改訂
2. 扶桑薬品工業株式会社：キンダリー透析剤AF3号添付文書（第7版）．2009年9月改訂
3. 扶桑薬品工業株式会社：キンダリー透析剤AF4号添付文書（第2版）．2015年3月改訂
4. 扶桑薬品工業株式会社：キンダリー透析剤AF5号添付文書（第1版）．2020年6月作成
5. ニプロ株式会社：リンパック透析剤TA1添付文書（第3版）．2018年4月改訂
6. ニプロ株式会社：リンパック透析剤TA3添付文書（第3版）．2018年4月改訂
7. 日機装株式会社：Dドライ透析剤2.5S添付文書（第8版）．2017年8月改訂
8. 日機装株式会社：Dドライ透析剤2.75S添付文書（第3版）．2017年8月改訂
9. 日機装株式会社：Dドライ透析剤3.0S添付文書（第8版）．2017年8月改訂
10. 株式会社陽進堂：カーボスター透析剤・P添付文書（第3版）．2020年9月改訂
11. 峰島三千男ほか：2016年度版透析液水質基準．透析会誌49(11)：697-725，2016
12. 小林寅喆：環境中の細菌，水圏細菌に対する対策．透析液のバイ菌がよくわかる本（竹澤真吾ほか編）．p.119-129，東京医学社，2008

5. バスキュラーアクセス（VA）

血液透析を行う際に患者と透析機器の間で大量の血液をやり取りするために，動脈と静脈を外科的につなぎ合わせて作製される血液の経路をバスキュラーアクセス（VA）といいます．

もっとも一般的なVAは自己血管による内シャント（AVF）ですが，個々の症例に応じて人工血管による内シャント（AVG），動脈の表在化，留置カテーテルなどが適応となることもあります．

患者の生活の質（QOL）を向上するためには，血液透析において必要不可欠な命綱ともいえるVAを，さまざまなことに留意して可能なかぎり長持ちさせることが重要となります．

バスキュラーアクセス（VA）とは

　血液透析を行うためには，患者と透析機器をつなぎ大量の血液をやり取りする道筋が必要であり，そのために設けられた仕掛けをバスキュラーアクセス（VA）といいます．

　古い書籍や論文などでは「ブラッドアクセス」という言葉が使われていますが，国際的には「バスキュラーアクセス」という言葉が使われているため，近年，わが国でも慣用的に「バスキュラーアクセス」と呼ばれています．動脈と静脈を外科的につなぎ合わせて作製され，一般的には『シャント』と呼ばれています．

　血液透析患者にとって，VAは血液透析を行うために必要不可欠な命綱といえるもので，いかにVAを長持ちさせるかが生活の質（QOL）の向上にかかわる大切な問題となります．

理想的なVAの条件

　理想的なVAの条件として，次のようなものがあげられます．

- 1分間に約200 〜 300mLの血流を確保できる．
- 操作（穿刺など）が容易である．
- 心臓への負担が少ない．
- 透析時に再循環が低い．
- 止血が容易である．

略語

VA
バスキュラーアクセス：
vascular access

QOL
生活の質：quality of life

第2章　透析療法の基礎知識

VAの種類

VAには次のような種類があります.

- 外シャント
- 動脈の表在化
- 内シャント（自己血管・人工血管）
- 留置カテーテル（短期留置・長期留置）

外シャント

1960年にQuinton, Scribnerらにより考案されて，血液透析の反復施行が可能となり，血液透析療法が普及していきました．動脈と静脈に挿入したチューブを皮膚の外で接続し，透析時にはつないであるチューブをはずして，透析回路に接続して透析を行います．穿刺の痛みはありませんが，チューブが外に出ているため損傷や感染の危険性が高く，また閉塞しやすいなどの欠点があるため，現在はほとんど使用されていません（図1）.

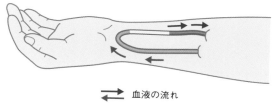

血液の流れ

図1 ● 外シャント
透析時にはつなぎ目をはずして透析回路に接続する.

内シャント

利き手の反対側上肢の前腕皮下で，動脈と表在静脈を直接つないで作製するのがもっとも一般的な作製方法です．自己の血管で作製できない場合は人工血管を使用することもあります．いずれにしても皮下で作製するため見た目に傷は残りますが，普通に手を洗うことができ，清潔に保つことが可能であるなど管理が比較的楽になります.

自己血管内シャント（AVF）

わが国では血液透析を受けている患者の約90％が，バスキュラーアクセスとして自己血管内シャントを使用しています．作製時のポイントは十分な血流が確保でき，心臓への負担が少なく，穿刺が容易にできて透析中に楽な姿勢でいられる血管を選ぶことが重要です．一般的には橈骨動脈と橈側皮静脈を手関節から2～3横指中枢あたりで吻合して作製されます.

略語

AVF
自己血管内シャント：
arteriovenous fistula

前腕では橈骨動脈のほうが尺骨動脈より浅く走行するため触知しやすく，また橈側皮静脈は尺側皮静脈より太く，尺側皮静脈付近は神経と動脈が走行しているため穿刺が困難で，皮下との結合が疎であり穿刺時に逃げやすいなどの理由から，橈骨動脈（Radial artery）と橈側皮静脈（Cephalic vein）にて作製されます（図2）.

Point ● 点滴のために静脈にサーフロー留置針が挿入されると，その刺激により静脈壁は肥厚し，白く変性して弾力性が失われ狭窄してくるため，シャント作製予定の血管には点滴を絶対に実施しないよう注意する（図3）.

人工血管内シャント（AVG）

人工血管（グラフト）移植術が適応となるのは，表在静脈の荒廃などにより動静脈血管を直接吻合する方法では自己血管内シャントを作製できない場合です．わが国では，バスキュラーアクセスとして人工血管内シャントを使用して

略語

AVG
人工血管内シャント：
arteriovenous graft

第2章 透析療法の基礎知識

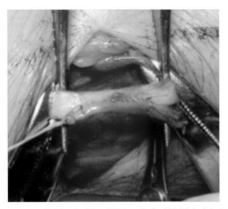
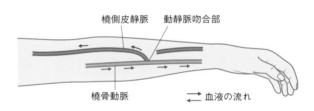

橈側皮静脈　動静脈吻合部
橈骨動脈　⇄ 血液の流れ

図2 ● 静脈を切断し動脈に吻合（端側吻合）する自己血管内シャント

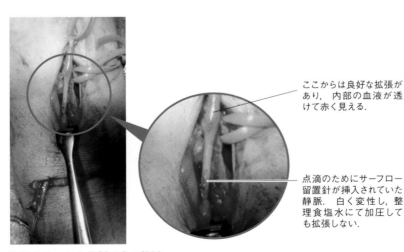

ここからは良好な拡張があり，内部の血液が透けて赤く見える.

点滴のためにサーフロー留置針が挿入されていた静脈．白く変性し，整理食塩水にて加圧しても拡張しない.

図3 ● シャント作製予定の静脈

略語

PTFE
ポリテトラフルオロエチレン(テフロン)：
polytetrafluoroeth-ylene

PU
ポリウレタン：poly-urethane

EF
駆出率：ejection fraction

いる方は約7%ほどですが，透析患者の高齢化や糖尿病合併率の増加に伴い，その割合は徐々に多くなってきています．

　人工血管はさまざまなスタイル(**図4**)で再建可能であり，血管の太さも十分にあり，穿刺も比較的容易に行うことができますが，感染・閉塞・狭窄・心負荷の増大などの合併症を起こしやすく，日常の管理が非常に重要となります．

　人工血管の素材としては，ポリテトラフルオロエチレン(PTFE：テフロン)とポリウレタン(PU)という樹脂を用いたものが現在の主流となっています．

　人工血管の種類によりそれぞれ特徴があります(**表1**)．

Point
- 以前はPEP(polyolefin elastomer polyester)という素材の人工血管があったが，現在は製造中止となっている．
- また人工血管ePTFEのeはexpand(伸ばす)の意味で，筒状にしたPTFEを急速に引き延ばして，無数の亀裂を生じさせることにより作製した製品である．

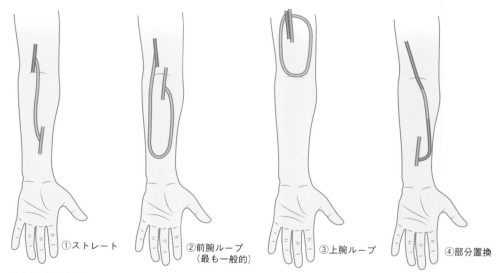

①ストレート　　②前腕ループ(最も一般的)　　③上腕ループ　　④部分置換

図4 ● 人工血管のスタイル

表1 ● 人工血管の比較

	PTFE	PU
感触	表面が滑らかでやわらかい	ゴム状でやや固い
止血性	悪い	良い
屈曲(Kink)	起きにくいので関節をまたいでもある程度は問題ない	起きやすいので手術時にはコツを要する
術後	腫れやすい	腫れにくい
穿刺	基本2週間以降であるが，バリエーションが豊富で早期穿刺できるものもある	セルフシーリング(人工血管の素材の力で針穴を塞ぐ機能)で早期穿刺が可能
血清腫	可能性あり	少ない
癒着	する	しない
エコー評価	可能	不可

動脈の表在化

血管の荒廃により内シャントの作製が困難な症例や，心機能低下（EF 30 ～ 40％以下）のため内シャントの作製によって心不全を呈すると考えられる症例，スチール症候群や静脈高血圧症などの合併症の危険性がある症例が適応となり，また頻回にアクセストラブルを発生する症例のバックアップとして作製されます．

表在化可能な動脈は肘部から上腕にかけての上腕動脈か大腿動脈で，わが国では90％以上が上腕動脈を用いています．作製方法は深い位置を走行している動脈を剥離し，動脈と皮膚切開線が重ならないように皮膚の直下に移動させて穿刺しやすくします．

表在化時に深部の静脈も表在化して返血用の静脈に使用したり，吻合して内シャントを作製することができます．

● 表在化した直後の動脈は周囲の組織との癒着が不十分なため，作製後少なくとも2週間以上経過してから穿刺することが望ましい．止血をしっかり行わないと血清腫形成を起こしやすいので注意が必要である．

留置カテーテル

短期留置カテーテル

血液透析を行えるバスキュラーアクセスがない，またはシャント不全にて使用できない状態で緊急に透析が必要になった場合に，内頸静脈や大腿静脈に挿入して透析をするためのカテーテルです．

一般的には右内頸静脈に挿入します．左内頸静脈は右心房近くまでカテーテルの先端を挿入するには，腕頭静脈の合流部にて屈曲し閉塞のリスクが高くなるため，可能なかぎり避けます．

使用限度は閉塞や感染の危険があるため，およそ1か月以内です．

長期留置カテーテル（図5）

通常1か月以上の使用を目的として，右内頸静脈または鎖骨下静脈に留置する血液透析用のカテーテルです．

動脈表在化と同様に，内シャントの作製が困難な症例や心機能が低下していて内シャントの作製によって心不全を呈すると考えられる症例が主な適応となります．また，低血圧で血流が十分に確保できない場合，認知症・不穏などで透析中の抜針事故などの危険性がある場合，小児の血液透析などにも用いられます．

長期留置カテーテルのメリットとして，①透析ごとの穿刺痛がない，②循環動態に悪影響を与えない，③留置してからすぐにアクセスとして利用可能であるなど，デメリットとして，①カテーテルが皮膚より出ていることに対する違

和感がある．②感染や閉塞のリスクが高いなどがあげられます．

Point
- 短期型と長期型の大きな違いは，長期型には皮下組織に癒着させカテーテルが抜けないようにするため，フェルトなどでつくられたカフが付いていることである．また，トンネル感染を起こしてもカフの位置で止まり感染拡大を防ぐ効果がある．
- 感染にはカテーテルの出口部に発症する出口部感染と，カテーテルに沿って発症するトンネル感染があり，軽症であれば抗生物質などの投与により治癒するが，重症になるとカテーテルを抜去しなければならない．

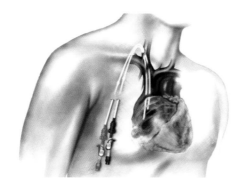

a．長期留置カテーテルの留置方法

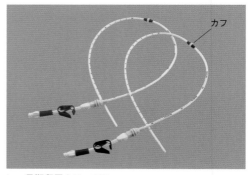

b．長期留置カテーテル
さまざまなタイプの長期留置カテーテルがある．写真は2本のシングルルーメンタイプ．

図5 ● 長期留置カテーテル

（株式会社林寺メディノール：バイオ・フレックス テシオカテーテル．https://www.hayashidera.com/products/medcomp/bio-flex-tesio/）

内シャントの合併症

内シャントによる主な合併症として，次のようなものがあげられます．

- シャント狭窄
- シャント閉塞
- 静脈怒張
- シャント瘤
- スチール症候群
- 静脈高血圧症・ソアサム症候群
- シャント感染
- シャント出血

シャント狭窄

血管の内膜肥厚などにより血管が部分的に細くなる合併症で，自己血管内シャントでは吻合部付近の静脈に多く，人工血管内シャントでは静脈側吻合部付近に多く発症します（図6）．

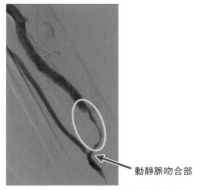

a．自己血管内シャントの吻合部近傍狭窄

動静脈吻合部

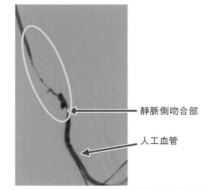

静脈側吻合部

人工血管

b．人工血管内シャントの静脈側吻合部から自己静脈の狭窄

図6 ● シャント狭窄

症状

- 狭窄部でヒューヒューとすきま風のような高い音がする．
- シャント音やスリル（血液が流れる振動）が弱くなる．
- 透析時に血流が十分取れない（脱血針より上流部に狭窄）．
- 透析時に静脈圧が高くなる（返血針より下流部に狭窄）．
- シャント肢が腫れる（中枢側に狭窄）．

原因

　動脈の圧の高い血液が流れ込むことにより血管の内膜が傷つき肥厚したり，同じ所を穿刺しているうちに内膜が肥厚して狭窄を引き起こします．内膜を傷つけることにより血流の乱れが生じ，ずり応力が低下し内膜肥厚が進行します．また，シャントが発達する過程で，静脈弁（弁性狭窄）や枝で血管が拡張できずにその部位が狭窄してしまいます．

● 血管内には，血液の流れによって生じるずり応力（shear stress）と血圧によって生じる法線応力（stretch）という2つの血行力学的応力が作用しており，それらは血管壁の内皮細胞や平滑筋細胞が敏感に察知し細胞応答を起こす．生理的作用として血管拡張・抗血栓・抗粥状動脈硬化・抗平滑筋増殖の方向に働く．

シャント閉塞

　血栓などなんらかの理由によりシャント血管が詰まって血液が流れなくなることをシャント閉塞といいます．

症状

- シャントの音がなくなる，または拍動音のみとなる．
- スリルが触れない．

- シャント血管が硬くなる.
- シャント血管が赤く腫れ痛くなる（血管炎症）.
- シャント肢が腫れる（中枢側で閉塞）.

原因

①血栓性閉塞

　血管内に血栓が付着して閉塞します. 狭窄部位に血栓が付着して閉塞するため, 責任病変が関係していることが多いです. 狭窄などの病変がなくても, シャントの機械的な圧迫や急激な血圧低下などによりシャントの血液の流れが悪くなることで閉塞してしまうこともあります. また, 血液凝固能の亢進, 過除水や脱水により血液が濃縮されて発症することもあります.

②非血栓性閉塞

　狭窄部分の慢性的進行による閉塞です. 要因としては, 臨床症状（血流不良・静脈圧の上昇など）の見逃しや, 不十分なモニタリング（みる・きく・さわる）, サーベイランスの診断ミス（超音波・造影検査など）があげられますが, 日常管理を心がけていればどれも防げる要因です.

静脈怒張（図7）

　シャント血管に流れが速く圧の高い動脈血が流れ込むことにより, 血管壁が薄く弾力性に乏しい静脈は拡張します. 拡張することにより透析に必要な血流量が得られ, また穿刺が容易となるためシャント血管が太くなることはよいことですが, 必要以上に太く拡張した状態を静脈怒張といいます.

症状

- シャント血管が蛇行し浮き出てくる.
- 過血流シャントとなり, 心不全を起こす危険がある.
- 指先の冷感・疼痛を伴うことがある（スチール症候群）.
- シャント肢が腫れてくることがある（静脈高血圧症）.

原因

- 静脈に圧の高い動脈血が流れ込むため.
- 動静脈の吻合径が大きすぎたとき.
- 中枢側に狭窄・閉塞病変が発症したとき.

●過血流シャント（1,500mL/min以上）による合併症を伴う場合は縫縮術（バンディング）によりシャント血流を下げる必要がある. 静脈怒張は穿刺しやすく放置されやすいので, 定期的な検査が必要である.

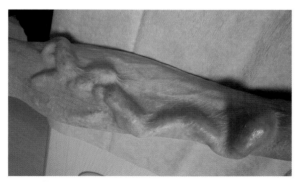

図7 ● 静脈怒張
蛇行し拡張したシャント血管.

シャント瘤（図8）

　シャント血管が局所的に瘤のような形に拡張した状態のことです．同一部位への頻回の穿針などにより弱くなった血管壁の一部が瘤状に拡張してくることによって発症します．

　シャント瘤は壁の構造，発生部位，成因により分類されます．

壁構造による分類
- 真性瘤：血管壁の構造を保持している瘤
- 仮性瘤：血管壁の構造が消失している瘤

発生部位による分類
- シャント吻合部瘤：圧の高い動脈血のジェット流によって発生する瘤
- 非吻合部瘤：吻合部以外で発生する瘤

成因による分類
- 穿刺関連の瘤：穿刺や止血ミスによる仮性瘤や反復穿刺による瘤
- 非穿刺瘤：吻合部や狭窄部のジェット流による内圧上昇によって発生する瘤

　シャント瘤は切迫破裂の危険性がある場合は手術の適応です．症状として瘤が急速に大きくなる，皮膚が発赤や感染を起こしている，びらんや潰瘍を有している，瘤の表面に光沢があるなどの場合は緊急手術の適応となります．

症状
- シャント血管の一部が膨らんでくる．
- 拡張したシャント血管が青紫色に変色してくる．
- 瘤の表面が薄くなり，光沢を帯びてくる．
- 瘤で神経を圧迫してしびれ感が出てくる．

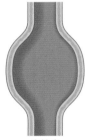
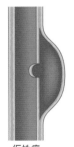

真性瘤　　　　　　　　　仮性瘤

瘤内部の血流の有無について超音波で確認が必要

図8 ● シャント瘤
真性瘤は血管壁全体が瘤状になっているのに対し，仮性瘤は血管外壁の
みが膨らんでいるため血管壁が薄く，破裂する危険性がある．

● 瘤が形成されたら超音波検査を行い，大きさの計測，内腔の状態（壁
構造・血流）を定期的に確認する必要がある．仮性瘤は真性瘤に比べ
て血管壁が薄いのでとくに注意が必要で，また破裂の危険性があるた
め，瘤への穿刺は禁忌である．

スチール症候群（図9）

　シャント血管に多量の血液が盗血（盗む＝steal）されて，灌流すべき末梢部の
血流量が減少し，チアノーゼと指先の冷感・疼痛などの症状を伴う末梢循環障
害です（図9）．シャントの血行動態の不均衡によって生じる病態であるため特
徴的な所見を呈することがなく，症例ごとに症状も含めた全体的な評価が必要
となります．

　発症頻度はさまざまな報告がありますが，約1〜9％といわれています．ま

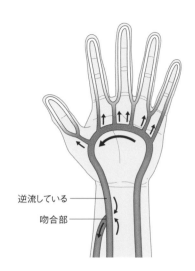

逆流している

吻合部

図9 ● スチール症候群
動脈が吻合部に向かって逆流し，末梢の指先への血流が減少している．

た，上腕動脈や人工血管を使用したシャントで発症頻度が高く，症状も重篤な場合が多いです[1]．

症状

- 指先が痛くなったり，冷たくなったり，紫色になったりする．
- ひどくなると潰瘍などを形成する．
- シャント血管が怒張する（過血流シャント）．

Point
- スチール症候群が疑われたら超音波検査が有用である．末梢動脈からシャント吻合部への逆流確認や，シャント静脈を圧迫して末梢動脈への血流改善を確認することで診断が可能となる．
- 症状が軽い場合は縫縮術によりシャント血流を下げることで軽減することがあるが，軽減しなければシャントを閉じなければならない．

静脈高血圧症・ソアサム症候群

　シャント血管の狭窄や閉塞が原因で血液のうっ血や逆流が起こると，末梢循環障害によってシャント肢に浮腫・疼痛などの症状が出現します．シャント肢全体または一部が腫れてくる病態を静脈高血圧症（静脈の圧が高くなり生じるためこう呼ぶ：**図10**）といい，手指に限局して起こる病態をソアサム症候群（ソア〔sore〕は痛い，サム〔thumb〕は親指という意味）といいます．

　また過剰血流により，シャント血管から心臓に戻る血液量に対してシャント血管へ流入する血液量が過剰に多いときにも発症することがあります．

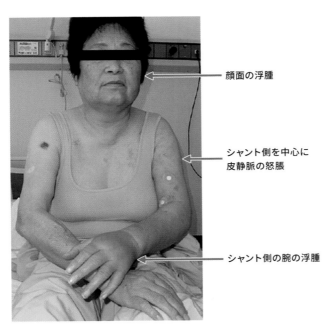

顔面の浮腫

シャント側を中心に
皮静脈の怒脹

シャント側の腕の浮腫

図10 ● 静脈高血圧症
鎖骨下静脈の狭窄によりシャント血流がうっ血し，シャント肢が腫れている．

症状

- シャント肢全体や手指が腫れて太くなる.
- 指先に疼痛が出てくる.
- ひどくなると潰瘍などを形成する.
- シャント血管が怒張する.

略語

PTA
経皮的血管形成術:
percutaneous translu-
minal angioplasty

● 原因の多くはシャント狭窄・閉塞であるため,治療方法として経皮的血管形成術(PTA)が第一選択となる.狭窄・閉塞部の血管を広げて血流を改善することによりすみやかに軽快する.また過剰血流が原因の場合は縫縮術にてシャント血流を下げることで軽減することがあるが,軽減しなければシャントを閉じなければならない.

シャント感染

　穿刺時の不十分な清潔操作や抜針後の不十分な清潔管理,および傷からの感染が多いです.また,肺炎など全身に炎症を起こしている細菌がシャントに付着して感染を引き起こすこともあります.

　感染は自己血管より人工血管のほうが起こりやすく,処置が遅れると敗血症から死にいたるリスクが高くなるため,早期発見・早期治療が必要となります.

　原因菌としては皮膚常在菌(黄色ブドウ球菌)が多く,穿刺前の手洗いや消毒を十分に行い,日常生活においてもシャントの清潔を十分に保つよう心がけることが重要です.

症状

- 穿刺部や血管に沿って痛み・赤み・腫れ・膿が出てくる.
- 感染が全身に広がると高熱,寒気,関節痛,呼吸困難を引き起こす(敗血症).

● シャント肢を清潔にする,透析日に入浴はしない,皮膚のかぶれ・発疹は早めに処置するなどに留意して感染予防に努める.また,止血絆は翌日には剥がして針穴を乾燥させることが重要である.

シャント出血

　出血には,シャント部分の切り傷(外出血),手術後の創部からの出血(外出血・内出血),止血ミス・穿刺ミス時・シャント部を強く打って起こる出血(内出血)などがあります.

　透析中は体外循環血液の凝固防止のために抗凝固薬を使用しており,透析が終わってしばらくは出血しやすい状態にあります.そのため止血が不十分であると,帰宅後穿刺部から出血することがあるので,止血の確認は必ずしっかりと行ってください.

　止血に要する時間は人によって違いますが,一般的に約5〜10分が目安とされています.

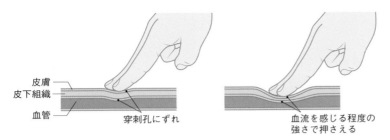

図11 ● 止血方法
血管と皮膚の針穴は位置がずれているので2本の指で両穴を押さえる．

止血方法

1️⃣ 止血ガーゼは少し大きめに折ると安定して押さえられる．

2️⃣ 血管を強く押さえながら針を抜くと，針先で血管内膜を傷つけるので強く押さえながら抜かない．

3️⃣ 血管の針穴と皮膚の針穴の位置はずれているので，血管の針穴の位置を中心に押さえる（**図11**）．

4️⃣ 止血しているときに血液の流れを遮断させると閉塞の危険があるので，スリル（血液が流れる振動）を感じる程度の圧で押さえる．

Point
● 穿刺・止血ミスにより内出血したら，当日は冷やし翌日は温めることで血液を早く吸収させる．

シャント管理

モニタリング

　シャントトラブルを早期発見するために日常管理で行うもっとも重要な診察手段は，みる（視診）・きく（聴診）・さわる（触診）です．近年では，超音波による定期的なスクリーニング検査で診察を行うケースが多いと聞きますが，基本的にはやはり日々の視診・聴診・触診が重要です．

みる（視診）

　シャント肢全体を観察し，シャント肢の腫脹・血管の走行・血管の張り・発赤の有無・血管周囲の腫脹・内出血の有無・乾燥の有無と程度・瘤がある場合は大きさや皮膚の状態などを確認します．

きく（聴診）

　シャント血管の走行に沿って音を聞き，シャント音の強弱・拍動音や狭窄音

の有無など，正常時と比べて異常がないかを確認します．

さわる（触診）

　シャント血管の走行に沿って触り，スリルの有無や強弱・血管の張り具合・皮膚の熱感・圧痛や浸出液や排膿の有無を確認します．

Point ● 日常管理で得られた症状の情報を記録し，定期的に評価を行うことでシャントトラブルの早期発見に努めます（図12）．

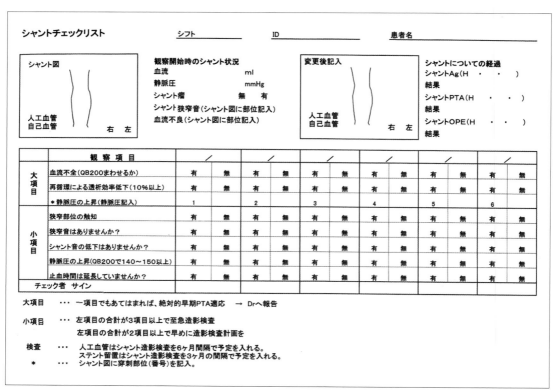

図12 ● シャントトラブルスコアリングを活用したチェックシート

表2 ● バスキュラーアクセスサーベイランス

評価項目	機能評価	形態評価
DSA（造影検査）		○
超音波検査	○ （血流量・血管抵抗）	○
超音波流量検査（HD02）	○ （血流量）	
クリットラインモニター	○ （血流量・再循環率）	
クリアランス・ギャップ法	○ （再循環率）	

サーベイランス（surveillance）

サーベイランスとは調査監視のことで，バスキュラーアクセスサーベイランスとは定期的に特定の検査方法でシャントの機能・形態を評価してアクセス不全などを診断する検査方法のことです（**表2**）.

さまざまな検査方法がありますが，視診・聴診・触診で確認された症状を，機能的・形態的情報としてリアルタイムで評価することが可能であるため，近年では超音波検査が主流となっています.

患者教育

患者教育をするうえで留意することは，教育を始める時期や患者の理解度に合わせたペースで，患者の個別性を考慮し，ときにはイラストなどを活用してわかりやすく具体的に行うことです.

シャントの日常管理がいかに重要であるかを理解してもらい，シャントトラブルの早期発見・早期治療をできるようにすることが患者教育の目的です.

教育内容
- シャントの意味や重要性
- 患者自身が使用しているシャントの種類や形状
- 患者自身が使用しているシャントを「みる」「きく」「さわる」の習慣
- シャントの清潔概念の徹底
- シャント保護（圧迫・寒冷・打撲・掻きむしりなど）の重要性
- 穿刺部位を毎回変えていく必要性
- 止血方法や出血時の処置方法
- 透析中の血流量や静脈圧の意味と患者自身の値
- シャントトラブルが発生した場合の連絡先

検査

造影検査

造影検査には単発撮影のシャント造影と連続血管撮影（DSA）があります. シャント造影は，透析針を穿刺し，そこから希釈した造影剤を注入してレントゲン撮影をする方法ですが，撮影のタイミング・造影剤の注入速度・穿刺位置と方向・腕の角度などを考慮しないと情報量の少ない検査となってしまいます.

DSA検査は，装置や検査方法が大掛かりとなりますが，連続撮影により血液の流れ方（速度・量など）も把握できるため情報量が多い検査となります（**図13**）.

略語

DSA
連続血管撮影：digital subtraction angiography

第2章 透析療法の基礎知識

61

● 狭窄の程度や部位の診断およびシャントの全体像の把握にもっとも適した方法で，造影後にそのままPTAの治療に移行できる利点はあるが，放射線被曝や造影剤アレルギーによる急性副作用に注意する必要がある．

超音波検査

　超音波検査はシャント血管の内腔を詳細に把握することが可能であり，またシャント肢の上腕動脈を計測（血流量・血管抵抗）した値は，シャントの機能評価のエビデンスとして扱われています．

　超音波検査の役割はシャント管理における形態・機能評価だけでなく，動静脈血管のマッピング，穿刺サポート（エコー下穿刺）や治療介助（エコーガイド下PTA）など，バスキュラーアクセスに欠かせない装置となっています．超音波検査は被曝がなく，リアルタイムでシャントの診断や観察が可能ですが，診断に適した結果を得るにはプローブ操作やパラメータ設定など十分な熟練を要します．

A．シャント造影画像　　　B．DSA画像

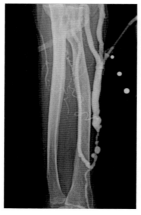

図13 ● 造影検査画像
ともに吻合部近傍に狭窄がみられる．

表3 ● シャント狭窄と血流量（FV）・血管抵抗指数（RI）との相関

- 自己血管内シャントは血流量が500mL/min未満またはベースの血流量より20％以上の減少は狭窄病変が発現している可能性がある．
- 人工血管内シャントは血流量が650mL/min未満またはベースの血流量より20％以上の減少は狭窄病変が発現している可能性がある．
- RIの値が0.6 をカットオフ値にした場合，感受性100％・特異度69.4％となり，0.6以上となると狭窄・閉塞が疑われる．

（日本透析医学会：2011年版 慢性血液透析用バスキュラーアクセスの作製および修復に関するガイドライン．日本透析医学会雑誌44（9）：890-892，2011を参考に作成）

Point
● シャント超音波検査においてシャント肢の上腕動脈で評価するのは，比較的血管径が太く，石灰化があまりみられず，血管走行に変化が少ないなどの理由から測定値の誤差が少ないため，シャント狭窄と密接な相関関係があると報告されている血流量（FV）と血管抵抗指数（RI）を適正に評価できるからである（表3）．

略語

FV
血流量：flow volume

RI
血管抵抗指数：resis-
tance index

治療

シャントの治療には薬物療法・血管内治療・外科的修復があり，シャントトラブルの症状に合わせて，最適な治療方法を選択する必要があります．

薬物療法（Medication）

薬物療法は主に感染の治療に行われます．

内シャントの感染は手術創や穿刺部の感染で，放置しておくと敗血症などにより生命に危険が及ぶため，早期に抗菌薬で治療を行います．人工血管内シャントの場合は薬物療法では治癒がむずかしく，原則的に感染した人工血管を摘出します．

また，留置カテーテルではカテーテルの挿入部からの感染が多くみられます．早期であれば薬物療法で対応できますが，感染が拡大すればカテーテルを抜去するしかありません（**図14**）

血管内治療（Endovascular Therapy）

一般的にはシャントPTA（経皮的血管形成術）といわれますが，とくにシャント血管に対してカテーテルを使用して，血管の内側から治療（血管拡張・血栓除去・ステント挿入など）することをVAIVT（血液透析用バスキュラーアクセスのインターベンションによる修復）と総称しています．

治療時間は手技により異なりますが，30分〜1時間と短時間で安全性が高い

略語

VAIVT
血液透析用バスキュ
ラーアクセスのイン
ターベンションによる
修復：vascular access
interventional thera-
py

Check out
the video below!

シャントPTAの様子

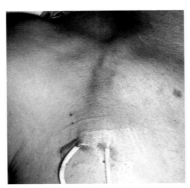

**図14 ● 長期留置カテーテルの
トンネル感染**

ため外来治療が可能です．よって，狭窄病変に対しては，バスキュラーアクセスの温存性や侵襲度などの理由によりVAIVTでの治療が第一選択として優先されます．しかし，3か月未満の短期間で再狭窄を繰り返す症例においては，外科的修復を考慮しなければなりません．

近年では，新しい治療器具（薬剤コーティングバルーンカテーテル，ステントグラフトなど）が使用できるようになり，再狭窄の予防効果が期待されています．

外科的修復（Surgical Repair）

シャントトラブルにより手術方法はさまざまです．

手術後はシャント肢が腫れたり，激しい痛みや出血の心配があります．また，傷口からの感染の危険性がありますので，清潔に保つように気をつけてください．

患部の抜糸はシャント手術から約2週間後に実施し，必要に応じて抗菌薬や鎮痛薬を処方します．

よく行われる術式を**図15**に示します．

穿刺方法

穿刺の前にはシャント肢の観察（視診・聴診・触診）を十分に行い，シャントトラブルの早期発見に努めることが大切です．また，穿刺部はしっかり消毒し，乾燥させてから穿刺することが重要です．

穿刺ミスをしないことがシャントを長持ちさせる秘訣です．**表4**に穿刺時のポイントをまとめました．

超音波下穿刺

穿刺困難なシャントには，超音波で穿刺サポートすることにより安全に穿刺することが可能であり，患者の苦痛も軽減します．

穿刺困難な血管には，次のようなものがあります．

- 血管が深く体表からの触知がむずかしい．
- 血管が細く体表からの触知がむずかしい．
- 血管が蛇行している．
- 動静脈が接近していて危険．

超音波下穿刺には1人法と2人法があります．1人法とは穿刺者自身で超音波装置のプローブを操作し，片手で穿刺をする必要があり，プローブの基本操作

A． 自己血管内シャントの再吻合術
狭窄の中枢側で切断し中枢側の動脈に吻合する．

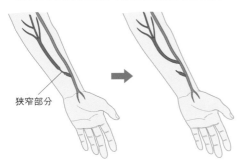

狭窄部分

B． 人工血管内シャントの再吻合術
人工血管を継ぎ足して中枢側の静脈に吻合する．

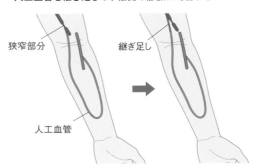

狭窄部分　　継ぎ足し

人工血管

C． 血栓除去術
血栓除去用のカテーテルで血管内の血栓を掻き出す．

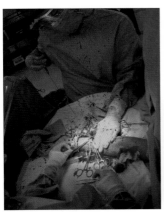

血栓除去術の様子

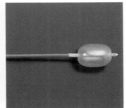

除去用カテーテル

D． 縫縮術（バンディング：banding）
過血流量の原因となっている血管に，人工血管など
を巻いて血流量を減少させる．

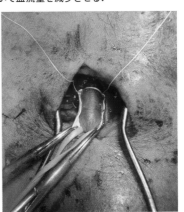

図15 ● シャントの外科的修復

表4 ● 穿刺時のポイント

---

①穿刺針は血液の逆流が確認しやすいところをもつ．
　• 針が血管内に入ったかわからないため．
②穿刺針の角度は基本的に30度とする．
　• 針に角度がついていると後壁を貫いたり，逆に角度が浅いと血管の表面で上滑りを起こしたりする．
③患者の腕の位置・穿刺者の姿勢を整える．
　• 血管が地面に対し平行となるようにする．腕の下にタオルを敷いたりするとよい．
　• 血管の走行と穿刺者自身の視線が一直線上になるようにする．
④血管と皮下組織の状態を正確に把握する．
　• 血管に触れ血管走行・血管と皮下組織の状態を確認し，血管が動きやすいかどうか観察する．
⑤適正な穿刺部位を決める．
　• 皮膚の薄い部分など，穿刺時皮膚が裂け出血しやすい部位は避ける．
　• 穿刺痕の集まっている箇所は可能なかぎり避ける．
　• 十分にカニューレを留置できる距離がない部位は避ける．

は短軸方向でのアプローチとなります．また，2人法とは穿刺者以外の人がプローブを操作し，穿刺者は手技に集中できるメリットがあります．基本操作は長軸方向でのアプローチとなります．

● 短軸法のポイント
・穿刺針の先端をとらえながらプローブを操作することが重要である（図16）．
・穿刺針とプローブを同時（平行移動）に動かすことが重要である．
● 長軸法のポイント
・血管の真上にプローブを垂直に固定することが重要である（図17）．
・画面全体に血管が描出されるようにプローブを固定することが重要である．

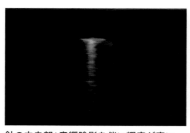

針の中央部：音響陰影を伴い輝度が高い　　針の先端部：輝度の高い小さな点

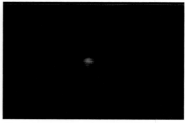

図16 ● 短軸法での針の超音波画像

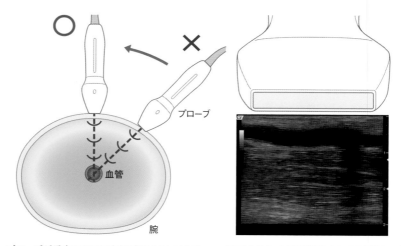

プローブ
血管
腕

プローブが垂直でないと穿刺がむずかしいため，腕を回転して垂直に表示できるようにする．

図17 ● 長軸法でのプローブ操作

画面全体に血管が描出される場所は，蛇行が少ない血管のため穿刺がしやすい．

引用・参考文献

1.　日本透析医学会：2011年版 慢性血液透析用バスキュラーアクセスの作製および修復に関するガイドライン．透析会誌 44（9）：855-937，2011

6. 透析患者の検査データからわかること

Check

- 腎臓の機能は多岐にわたるため，透析患者はきめ細かい診療が必要であり，そのためには種々の検査，とくに頻回のルーチン採血検査の活用が不可欠です．

- 血液透析（HD）療法は，正常腎機能のうち限定的な代償しかできず，また大多数が週3回という間欠的な治療のため，採血項目によっては，採血のタイミングで大きく値が変動するものや，健常者の正常範囲と透析患者の正常範囲が異なる項目も多くあります．

- 治療の進歩や新しい薬剤の導入にあわせ推奨される管理目標値も変動していくため，常に最新の情報に目を配りながら，ルーチン採血項目を治療に最大限活かせるよう，日々の臨床に臨むことが大切です．

はじめに

　腎臓の機能は多岐にわたるため，透析患者はきめ細かい診療が必要であり，そのためには種々の検査，とくに頻回のルーチン採血検査の活用が不可欠です．

　血液透析（HD）療法は，正常腎機能のうち限定的な代償しかできず，また大多数が週3回という間欠的な治療です．そのため，採血項目によっては，採血のタイミングで大きく値が変動するものや，健常者（腎機能正常者）の正常範囲（基準値）と透析患者の正常範囲（治療目標値または許容範囲）が異なる項目も多くあります．

　ここでは，維持HD患者に日常的に行われるルーチン採血項目の中でも，とくに日常の治療に反映する機会の多い項目を中心に概説していきます．

　基本的に目標値は週2日（月曜日または火曜日）の透析前に採血したデータで評価していきます．

略語

HD
血液透析：hemodialysis

ヘモグロビン（Hb），トランスフェリン飽和度（TSAT），フェリチン（表1）

表1 ● ヘモグロビン（Hb），トランスフェリン飽和度（TSAT），フェリチンの管理目標値

項目	管理目標値
ヘモグロビン（Hb）	$10.0 \leq Hb < 12.0$（g/dL）
トランスフェリン飽和度（TSAT[*1]）	$20 \leq TSAT < 50$（%）
フェリチン	$50 \leq$ フェリチン < 300（ng/mL）[*2]

[*1]　TSAT＝血清鉄（Fe）／総鉄結合能（TIBC）×100（%）
[*2]　HIF-PH阻害薬投与時は $100 \leq$ フェリチン < 300（ng/mL）

第2章　透析療法の基礎知識

67

ヘモグロビン（Hb），トランスフェリン飽和度（TSAT），フェリチンの値に
よって貧血の状態を確認します．腎性貧血の進行は，HD患者のQOLのみなら
ず，予後にも大きく影響するため注意が必要です．

● 腎性貧血は透析患者の代表的な合併症で，主な原因は内因性エリスロ
ポエチン（EPO）不足に伴う赤血球の不足である（腎性貧血について詳
細は「第5章 2．腎性貧血」（p.172 ～ 175）参照）．

ヘモグロビン（Hb）値

HD患者のヘモグロビン（Hb）値は，日本透析医学会（JSDT）の「2015年版 慢
性腎臓病患者における腎性貧血治療のガイドライン」によると，「生命予後を勘
案し，維持すべき目標Hb値を10 g/dL以上，12 g/dL未満」とされています[1]．

Hb変動が大きいほど予後不良に繋がることも指摘されており，この目標値の
中に常に入るようにする管理することが大切です．そのためには，Hbが10g/
dLを切る，または12g/dLを超える前に対策を講じる必要があります．

治療変更においては，Hb値の継時的な変化を把握し，同時に測定したTP，
Albの変化や採血時の体重の変化も参考に濃縮や希釈の影響も検討することが
大切です．

トランスフェリン飽和度（TSAT），フェリチン

貧血の治療で使用される赤血球造血刺激因子製剤（ESA）の投与量が多いこ
とも，生命予後不良との関連が指摘されています．

鉄欠乏は，ESA低反応性＊1のもっとも多い原因です．実臨床での鉄の評価は，
骨髄での鉄利用の指標であるTSATと貯蔵鉄の指標である血清フェリチン値を
用いて行います．

ガイドライン[1]では，TSATとフェリチンの値で鉄剤の開始基準も定められ
ていますが，ESA投与量を少しでも減じるためには，鉄欠乏になってから鉄剤
を開始するのではなく，鉄欠乏にならないよう管理するべきであると筆者は考
えます．そこで，本項では同開始基準に示されたTSATやフェリチンの値から，
管理目標値として**表1**を提案しています．

鉄過剰症も予後悪化のリスクであることに変わりはなく，同ガイドラ
イン[1]で「フェリチン値が300ng/mL以上となる鉄補充療法は推奨しな
い」とされている．TSATは「20％を下回ると鉄欠乏状態，50％を超える
と鉄過剰状態が示唆される」とされているため[2]，上限を50％とした．

フェリチンが低値であれば鉄欠乏性貧血とまず診断できる一方で，フェリチ
ンが高値の場合は，鉄過剰以外にも炎症性疾患，感染症，肝疾患，悪性腫瘍な
どさまざまな疾患の可能性が考えられます．

鉄は日内変動，日間変動が大きいことが以前から指摘されており，鉄の変動
によりTSATも著しい変動がみられることがあります．TSATが臨床経過と大

きく乖離する場合は，他の指標とともに，複数回の測定結果による変動幅なども考慮して，総合的な臨床判断を行うために，経過観察することが望ましいです．

フェリチンが高値で，TSATが低値を示し，生体内の鉄が適切に利用されていない，いわゆる「機能的鉄欠乏状態」を呈する患者もときにみられます．このとき，慢性腎臓病（CKD）に伴う慢性炎症状態を含め，種々の慢性炎症状態が原因となっている場合があります．このような状態の患者に鉄補充を行っても鉄が造血に効率的に利用されず，貯蔵鉄が増加する鉄過剰を招くことがあるため注意が必要です．

略語
CKD
慢性腎臓病：chronic kidney disease

HIF-PH阻害薬とフェリチン

HIF-PH阻害薬は，内因性EPO産生を誘導することのみならず，低酸素誘導因子（HIF）の安定化を通じて鉄代謝に影響し，鉄利用効率を上昇させることから，機能的鉄欠乏を改善することも期待されています．

HIF-PH阻害薬による貧血治療開始時には，鉄利用効率の好転も相まって，Hbの急激な改善と鉄欠乏の進行の可能性があります．鉄欠乏は血栓塞栓症のリスク因子であること，急激なHb値の上昇は，心・血管系の有害事象発生リスク上昇と関連する因子であることが報告されています．

このため，日本腎臓学会から，「HIF-PH阻害薬適正使用に関するrecommendation」[2]が公表され，「特にHD患者ではフェリチン＜100ng/mLまたはTSAT＜20%の状態にならないように鉄補充療法を調節する」と勧告されています．これを踏まえ**表1**のフェリチンの管理目標値に関して，「HIF-PH阻害薬投与時は100≦フェリチン＜300（ng/mL）」としました．

略語
HIF
低酸素誘導因子プロリン水酸化酵素：hypoxia-inducible factor prolyl hydroxylase

貧血を認めたら

安定した通院HD患者の定期採血で，"予想外に"急激に進行した貧血を認めた場合，確認するべきことは，出血性疾患の有無です．とくに腹痛と下血（黒色便・鮮紅色便），喀血・吐血，打撲やシャント手術などによる広範な皮下出血の有無は直ちに確認すべきです．

鉄欠乏がなく，簡単な病歴や身体所見でわかるような明らかな出血も認められないESA抵抗性の貧血の原因は多種多様です（**表2**）．これらの疾患を鑑別するには，特殊な項目の検査や，専門科への依頼を要する場合もあります．

第**2**章 透析療法の基礎知識

表2 ● ESA低反応性の原因と考えられる因子

出血・失血
・消化管出血，月経などの出血
・ダイアライザ残血

造血障害
・感染症(ブラッドアクセス，ペリトネアルアクセス感染を含む)，炎症
・自己免疫疾患
・アルミニウム中毒，鉛中毒，高度の副甲状腺機能亢進症(線維性骨炎)
・透析不足
・RAS系阻害薬
・悪性腫瘍

造血に必要な要素の不足
・鉄欠乏(銅欠乏，ビタミンC欠乏)，葉酸・ビタミンB12欠乏

造血器腫瘍，血液疾患
・多発性骨髄腫，溶血，異常ヘモグロビン症

脾機能亢進症

抗EPO抗体

その他の因子
・亜鉛・カルニチン欠乏，ビタミンE欠乏

(日本透析医学会:2015年版日本透析医学会 慢性腎臓病患者における腎性貧血治療のガイドライン. 日本透析医学会雑誌，49(2):137，2016を引用)

リン(P)，カルシウム(Ca)，副甲状腺ホルモン(iPTH) (表3)

表3 ● リン(P)，カルシウム(Ca)，副甲状腺ホルモン(iPTH)の管理目標値

項目	管理目標値
リン(P)	3.5≦P≦6.0(mg/dL)
カルシウム(Ca)	8.4≦Ca*1≦10.0(mg/dL)
副甲状腺ホルモン(iPTH)	60≦iPTH*2≦240(pg/mL)

*1 血清アルブミン(Alb)濃度＜4.0g/dLでは，以下の式を用いて補正する.
　補正Ca濃度(mg/dL)＝実測Ca濃度+(4-Alb濃度[d/dL])
*2 whole PTH(wPTH)を用いる場合は，以下の式を用いてiPTH値に換算する.
　iPTH＝wPTH×1.7

リン(P)

略語

CKD-MBD
慢性腎臓病に伴う骨・ミネラル代謝異常：
chronic kidney disease-mineral and bone disorder

　慢性腎臓病に伴う骨・ミネラル代謝異常(CKD-MBD)は，腎性貧血とともに透析患者の代表的な合併症です．CKD-MBDは全身的疾患として捉えられ，検査値の異常，骨代謝の異常，血管を含む異所性石灰化や，さらにその概念の包摂する範囲は広がり，栄養障害や貧血をも考慮した管理が求められる時代となりつつあります．

　JSDTより2012年に「慢性腎臓病に伴う骨・ミネラル代謝異常の診療ガイドライン」[4]が公表され，推奨される血清P，Ca，PTHの管理目標値が定められました(表3)．この3つの項目がすべて目標範囲に入ることが理想ですが，生命予後に及ぼす影響の大きさから，P＞Ca＞iPTHの順に優先してコントロールす

ることが推奨されています.

　なかでも，血清P値の異常は生命予後と最も強い関連を示すことが知られており，PコントロールがCKD-MBD治療の根幹です．治療は，十分な透析量を確保しPを除去すること，食事からの過度なP摂取は避けること，薬剤（活性型ビタミンD製剤，Ca受容体作動薬，P吸着薬）による調節を行うことです.

　しかし，推奨されている量のタンパク質を摂取した食事からのPを，通常の週3回のHDのみで除去することは困難であるため，多くの患者でP吸着薬が必要となります.

- 逆に残腎機能がない患者で血清P濃度が，HDのみで目標値内にコントロールされている場合，むしろ食事摂取量が少ない可能性が高く，栄養状態の検討や食事指導が必要となる.
- とくに高齢HD患者では，P管理にこだわりすぎず，栄養状態を優先すべきである.

　安定した維持HD患者で，透析量の変更はなく，薬剤の変更もない状態では，P値の管理は食事にほとんど依存することになります．しかし，食事量を完全に一定にすることは困難であるため，食事がある程度変動してもガイドラインの目標範囲を逸脱しないよう，Pの管理目標をより狭く，例えば4.0≦P≦5.5を目標に治療することを心掛けましょう.

　HD患者の高P血症の主な原因を**表4**に，低P血症の主な原因を**表5**に示します.

　Pが高くなった場合，食事性のP過剰摂取がないか，シャント不全から透析不足になっていないか，とくにP吸着薬の服薬アドヒアランスの低下はないかをチェックします.

- 食事性のP過剰摂取：BUN/Cr比も増加
- シャント不全から透析不足：BUNやCr，Kも増加
- P吸着薬の服薬アドヒアランスの低下：BUNやCrは変化ないがPのみ上昇

表4 ● 透析患者の高P血症の主な原因

P負荷	Pの過剰摂取，P吸着薬不足/服薬アドヒアランス不良，活性型ビタミンD製剤過剰
P除去低下	透析不足，内シャント不全
骨との出納の障害	高度二次性副甲状腺機能亢進症，低回転骨（無形成骨症）

表5 ● 透析患者の低P血症の主な原因

P摂取不足	飢餓，低栄養
P吸収低下	P吸着薬過剰，ビタミンD欠乏，吸収不良症候群
骨への移動	ハングリーボーン症候群

第2章　透析療法の基礎知識

タンパク質に含まれるPは有機Pで，動物性タンパク質由来のPは40～60％が吸収されますが，植物性タンパク質由来のPの吸収率は20～50％と低いことが知られています．一方，加工食品に使用される添加物の多くには無機Pが含まれ，これはほぼ100％吸収されるといわれています．したがって，P添加物の多い加工食品の摂取をできるだけ避ける工夫や指導が重要です．

食事摂取不足から低P血症を生じる場合の多くは，低栄養状態が背景にあります．食事摂取量がなんらかの原因で低下しているにもかかわらず，P吸着薬が漫然と処方されていないか確認することも重要です．

● まれに，市販の健胃薬を多量に服薬していると，Ca，Al，Mgなどが含まれており，それらがPを吸着し低P血症（高Mg血症や高Al血症も伴うことがある）を生じることがあるので，原因がはっきりしない場合，服用薬について詳細に聞き出すことも重要である．

カルシウム（Ca）

透析患者の高Ca血症の主な原因を**表6**に，低Ca血症の主な原因を**表7**に示します．

高Ca血症の原因の多くは，活性型ビタミンD製剤やCa含有P吸着薬の過剰投与であり，とくに低回転骨*2の状態では，これらの薬剤によって血清Ca値が上昇しやすくなります．また，高度の二次副甲状腺機能亢進症でも高Ca血症を認めることが多くあります．他院や他科からの投薬がないか確かめることも大切です．

用語解説
＊2 低回転骨
骨形成・骨吸収ともに低下した状態

略語
PTHrP
副甲状腺ホルモン関連タンパク：
parathyroid hormone-related protein

● たとえば，整形外科から骨粗鬆症に対して活性型ビタミンD製剤やCa製剤が開始されていないか，消化器内科から過敏性腸症候群の治療薬としてポリカルボフィルカルシウム（Ca含有は炭酸Caの1/2）が処方されていないか，あるいは皮膚科から尋常性乾癬に対する活性型ビタミンD含有外用薬を処方されていないか（広範に塗布することで高Ca血症をきたしうるため）など，これらの病歴や服薬歴を確かめることはとても重要である．

表6 ● 透析患者の高Ca血症の主な原因

・活性型ビタミンD製剤の過剰投与
・Ca製剤の過剰投与
・低回転骨状態，無形性骨症
・高度の二次副甲状腺機能亢進症
・長期臥床（不動）
・悪性腫瘍（PTHrP産生腫瘍，骨転移），
　多発性骨髄腫
・肉芽腫性疾患（サルコイドーシス，結核など）

表7 ● 透析患者の低Ca血症の主な原因

・ビタミンD不足
・Ca受容体作動薬（Calcimimetics）
・副甲状腺摘出術後のハングリーボーン症候群
・高P血症
・低Mg血症
・低Ca透析液の使用
・骨粗鬆症治療薬（抗RANKL抗体製剤，抗スクレロスチン抗体製剤，ビスホスホネート製剤）

低Ca血症の原因は，Ca受容体作動薬の使用によるものが多いです．ビタミンD不足および高P血症は，低Ca血症を呈しやすい状況です．骨粗鬆症治療薬の抗RANKL抗体製剤や抗スクレロスチン抗体製剤は，著しい低Ca血症を呈することが多く，他院で使用された場合はとくに注意が必要です．

先に述べたようにPの逸脱は患者側の要因（食事）が大きいですが，Caの異常は医療側の要因（治療薬）の影響が大きいです．したがって，一般的にCaのほうがPより治療でコントロールしやすいといえます．

略語

RANKL
NF-κB活性化受容体リガンド：
receptor activator of nuclear factor-κB ligand

iPTH

iPTHの上昇は骨病変の原因となるだけではなく，生命予後にも影響することが指摘されています．

この治療の中心となるのは，活性型ビタミンD製剤（特に注射薬）とCa受容体作動薬です．とくにCa受容体作動薬の登場で高度の二次性副甲状腺機能亢進症は大幅に減少しました．内科的治療に抵抗性で，iPTHが500pg/mL以上が続く場合は，副甲状腺摘出術の適応を検討します[4]．

ナトリウム（Na）（表8）

表8 ● ナトリウム（Na）の管理目標値

項目	管理目標値
ナトリウム（Na）	136≦Na≦145 mEq/L

体内のNa含量

体内のNa含量は，細胞外液量を規定する最大の因子です．

口渇中枢に問題がなく，飲水行動が自由にできる場合，Na摂取量が多いと体が血清Na値を正常範囲にとどめようと水分を求めるため，水をたくさん飲んでしまい，透析間の体重増加を招くことに繋がります．過度な体重増加をきたさないよう指導するのは通常食塩制限であり，飲水制限ではありません．実際，JSDTのガイドラインではHD患者の1日食塩摂取量は，6g未満が推奨されており，結果として，透析間の体重増加を中2日でDWの5%以内，中1日で3%以内が目標として提唱されています[5]．

Point まだ利尿がある患者は，この限りではない．

しかし，必ずしも食塩摂取6g/日未満の生命予後が良好とはいえません．なぜなら栄養状態が不良な患者には，あまり減塩を強調すると逆効果にもなりかねないためです．

血清Na濃度

　一方，血清Na濃度は，血清浸透圧・細胞内水分量を規定する因子です．

　HD患者では，軽度の低Na血症は比較的多く認められますが，高Na血症はごくまれです．低Na血症を呈し，著しい高血糖や脂質異常がなく，HD間の体重増加が大きい場合には，飲水制限が必要となります．このような場合，口渇に依らない飲水行動の理由を聞き出すことが重要です．健康によいとか，血液をサラサラにするため，便秘予防のためなど，誤った認識で過度な飲水をしている場合や，嗜好による場合（筆者は飲料水のみならず，コーヒーゼリーの過剰摂取による低Na血症の経験がある）もあります．理由を聞き出し，説明，指導することで通常は容易に是正されることが多いです．

> HD間（中2日）の体重増加が
>
> 　DWの6％以上 → Na制限強化を指導．
>
> 　DWの3％未満（無尿の患者）→ Na制限を緩和あるいは中止．
>
> HD間の体重増加がある低Na血症（とくにNa＜130mEq/L）
>
> 　→ 飲水制限強化を指導．

カリウム（K）（表9）

表9 ● カリウム（K）の管理目標値

項目	管理目標値
カリウム（K）	HD前：$4.5 \leqq K < 6.0$ mEq/L HD後：$3.0 \leqq K \leqq 4.0$ mEq/L

　透析前後のK濃度と死亡や心停止のリスクにが有意に相関するという報告は多数ありますが，多くの報告で**表9**の範囲を逸脱するとリスクの増加がみられます．HD患者の血清K値に影響する因子は，残腎機能（尿量）や透析効率・透析量などですが，通常のHD下で最も大きいのは食事の影響です．

　血清K高値の患者には，食べ物に関する問診を行い，原因となる食べ物が明らかな場合，その摂取量を減らすよう指導します．原因となる食べ物がはっきりしない場合や指導後もKが高値である場合は，高K血症治療薬（主に陽イオン交換樹脂製剤）を投与します．

　高K血症が危険な状態であることはもちろんですが，低K血症も死亡リスクを高くすることが報告されています．これは不十分な栄養摂取量や不良な栄養状態であることが考えられるため，HD前の血清K濃度が4.5mEq/L未満の場合では，栄養摂取状況や栄養状態を不良とする病態の検索とそれらへの治療介入が必要です．

● 過度にK制限を行っている場合，生野菜や果物など，Kを多く含む食べ物の摂取量を増やすよう指導する．
● とくに近年ではHD患者の高齢化に伴い，むしろ血清K低値に対する指導のほうが多くなっている．

クレアチニン（Cr），尿素窒素（BUN）（表10）

表10 ● わが国におけるHD患者のクレアチニン（Cr），尿素窒素（BUN）の平均的な値

項目	管理目標値
クレアチニン（Cr）	8 ～ 14 mg/dL
尿素窒素（BUN）	70 ～ 90mg/dL

　表10の値は，管理目標値ではなく，わが国におけるHD患者の平均的な値です．Cr，BUNは透析量の指標として用いられますが，この値だけで適正透析状態を評価することはできません．

クレアチニン（Cr）

　Crは，筋肉量と透析での除去に影響されます．そのため，女性や高齢者ではやや低値を示します．

● Crが高値の場合：筋肉量が相対的に多い場合か，透析不足が考えられる．
● Crが低値の場合：やせの進行など，筋肉量が減少する病態が考えられる．

尿素窒素（BUN）

　BUNは，摂取タンパク質量，体タンパク異化，肝での合成，HDでの除去によって規定されます．複数の項目を合わせて評価することが重要です．

● Crは通常と変化なく，BUNのみが高値の場合：タンパク質摂取量が多いことをまず考えるが，異化亢進や消化管出血の可能性もある．
● BUN/Cr比の上昇とともに貧血の悪化を伴っている場合：消化管出血を疑う．
● BUN，Crともに上昇している場合：透析効率の低下が示唆され，シャントの状態を確認する必要がある．
● BUN/Cr比の低下とともにKやPも低下している場合：食事摂取量の低下が考えられる．

　HD前後のBUNを用い，Kt/Vや標準化蛋白異化率（nPCR）といった指標を算出して，それぞれ透析量の設定や食事の指導に利用できます．

第2章 透析療法の基礎知識

Kt/V〔標準透析量〕

Kt/V≧1.2〔推奨〕　Kt/V≧1.4〔目標透析値〕

　ダイアライザの尿素クリアランス（K）と透析時間（t）の積を体液量（V）で除することにより，体格差によらない単位体積当たりの標準化透析量の評価ができます．JSDTでは，最低確保すべき透析量としてKt/V 1.2を推奨，目標透析量としては1.4以上が望ましい[6]，としています．

nPCR

略語

nPCR
標準化蛋白異化率：
normal protein cata-
bolic rate

0.9g/kg/day≦nPCR≦1.2g/kg/day　（標準体重当たり）

　安定した維持透析患者では，摂取タンパクの同化速度と体タンパク異化の速度は等しいとされ，nPCRから食事からのタンパク摂取を推定できます．HD患者の1日タンパク摂取量は，JSDTにより標準体重（BMI 22）当たり0.9 〜 1.2g/kgが推奨されています[5]．

おわりに

　透析治療の進歩や新しい薬剤の導入に伴い，今後も新たなエビデンスの蓄積から，ルーチン採血項目の目標値も時代とともに見直され，ガイドラインも改訂されていくと思われます．最新の情報にも常に目を配りながら，ルーチン採血項目を治療に最大限活かせるよう，日々の臨床に臨みましょう．

引用・参考文献

1. 日本透析医学会：2015年版日本透析医学会 慢性腎臓病患者における腎性貧血治療のガイドライン．日本透析医学会雑誌 49(2)：89-158，2016
2. 輸血後鉄過剰症の診断基準と診療の参照ガイド 改訂版作成のためのワーキンググループ（責任者 鈴木隆浩）：輸血後鉄過剰症診療の参照ガイド 令和1年改訂版，改訂第2版(代表研究者 三谷絹子)．p.10-11，厚生労働科学研究費補助金難治性疾患等政策研究事業 特発性造血障害に関する調査研究班，2020
3. 内田啓子ほか：日本腎臓学会 HIF-PH阻害薬適正使用に関するrecommendation．日本腎臓学会誌 62(7)：711-716，2020
4. 日本透析医学会：慢性腎臓病に伴う骨・ミネラル代謝異常(CKD-MBD)の診療ガイドライン．日本透析医学会雑誌 45(4)，301-356，2012
5. 日本透析医学会：慢性透析患者の食事療法基準．日本透析医学会雑誌 47(5)：287-291，2014
6. 日本透析医学会：維持血液透析ガイドライン：血液透析処方．日本透析医学会雑誌 46(7)：587-632，2013

7. 透析患者に使用する薬剤

● 透析患者には，腎不全時の合併症，電解質異常，便秘，瘙痒感，貧血などの治療，シャント部の血栓予防，血圧管理を目的にさまざまな薬剤が使用されますが，禁忌の薬剤も多数あり注意が必要です．

● 透析患者の腎機能は廃絶しており，腎排泄型の薬剤では排泄遅延や蓄積が起きる場合があるため，使用する薬剤の特性に応じて，投与量，投与間隔，投与時間などを調整します．

● 使用する薬剤の活性体尿中排泄率，消失半減期，タンパク結合率，分布容積，分子量などの指標をもとに，投与量の減量，投与間隔の延長，投与時間の変更などを行います．

はじめに

　当然のことですが，薬が使われるのには理由があります．また，薬は必要があるから使うわけですが，使い方を間違えると患者にとって不利益になることもあります．透析患者が安心して医療を受けられるように，薬の作用・使われる理由の知識をつけることが必要です．

薬の体内動態 （表1）

　薬は体の中に入って，血液の中に吸収されて組織に運ばれ効果を発現します．

　経口薬は，口から入り胃や小腸で吸収され（血液内に入る），その後，主に肝臓で代謝され腎臓や肝臓から排泄されていきます．薬によって腎臓から排泄（尿中排泄）されるか肝臓から排泄（糞中排泄）されるかは異なります．

　注射薬は最初から血液内に投与されます．

表1 ● 薬の体内動態

	経口	注射
体内に入るのは？	口	血管
分解されるのは？	胃 or 小腸	
吸収されるのは？	小腸	
代謝されるのは？	主に肝臓	
排泄は？	腎臓 or 肝臓	

透析患者は腎臓の機能が廃絶しているため, 腎臓排泄型の薬では, 排泄遅延や蓄積が起こることがあります. ただし, 透析で除去される薬もあるため, 個々の薬の特性によって, 投与量や投与時間を変更することが大切です.

透析患者と腎不全患者の違い

腎不全が悪化して透析を行うようになっていくわけですが, 腎不全患者と透析患者の違いというのは何かというと, 自尿があるかないか, 透析をしているかどうかです.

自尿がなければ腎排泄型の薬は蓄積します. ですが, 透析をすることで腎臓能を代行することができます (表2). たとえば, 老廃物 (尿毒素) の排泄, 余分な水分の排泄, 電解質の排泄は透析で代行できるため, 服用する薬も変わってきます. ただし, すべての腎機能を代行できるわけではなく, 代行できない腎機能は薬物療法で補います. 代行できる腎機能についても薬物療法で微調整が必要な場合があります.

表2 ● 透析で代行できる腎機能とできない腎機能

代行できる腎機能	・老廃物の排泄 　→クレメジンが不要 ・余分な水分の排泄 　→利尿薬が不要(または減量) ・薬の排泄 　→薬剤投与量の変更が必要 ・体液量の変動＝血圧の変動 　→降圧薬・昇圧薬の投与が必要
代行できない腎機能	・造血ホルモンの分泌 ・ビタミンDの活性化

＊透析中も慢性腎不全時に生じた合併症の治療は継続する.

維持透析患者に使用する薬

電解質異常

腎機能が低下すると, 体内のカリウムやリンが排泄されずに体内に蓄積することで, 高カリウム血症や高リン血症になります. 高カリウム血症では悪心や嘔吐, しびれ, 不整脈などの症状がみられます. 高リン血症では骨がもろくなったり, 石灰化が生じて心筋梗塞や脳卒中といった深刻な事態を招く可能性があります. 透析だけではコントロールできない部分を薬で対応します.

血清カリウム吸収抑制薬

　食事で摂取したカリウムと腸内で結合し，便とともに排泄します．散剤とゼリー剤があります．代表的な副作用に便秘があります．

リン吸着薬

　食事で摂取したリンと腸内で結合し，便とともに排泄します．リンが体内に吸収される前でないと効果がないため，食直後に服用します．

便秘

　透析患者の多くは便秘になっています．原因として，腸管内の水分減少，薬の副作用，運動不足などが考えられます．

下剤

　下剤には便の水分を増やして便を柔らかくする薬，腸管の蠕動運動を亢進させる薬などいろいろな種類があります（表3）．

　下剤は使い方を間違えると，腸管穿孔を起こし重篤な状態になることもあります．また，電解質を含む下剤では，成分の電解質が蓄積してしまうこともあります．

瘙痒感

　透析患者の多くは，かゆみを感じています．原因として，皮膚の乾燥，毒素の蓄積，アレルギー，薬剤の副作用，ストレス，かゆみの閾値の低下などが考えられています．

かゆみどめ（止痒薬）

　軟膏剤と内服薬があり，内服薬には抗アレルギー薬と瘙痒改善薬があります．瘙痒改善薬は透析前に服用すると効果が減弱するため，寝る前に服用することが多いです．

シャントの血栓，透析回路の凝固

　シャントは長期間使われていると，血栓が形成されて内側が狭窄することで透析が行えなくなってしまうことがあります．シャントをできるだけ長期間使用するために抗血小板薬や抗凝固薬を使用します．

抗血小板薬・抗血栓薬・抗凝固薬

　シャント部の血栓を予防するために，抗血小板薬と抗血栓薬を患者の状態によって使い分けます．血液を固まりにくくするため，胃潰瘍などの副作用に注意が必要です．

表3 ● 慢性便秘症の保存的治療

薬剤分類		一般名
膨張性下剤		カルボキシメチルセルロース ポリカルボフィルカルシウム[※1] など
浸透圧性下剤	塩類下剤	酸化マグネシウム クエン酸マグネシウム 水酸化マグネシウム 硫酸マグネシウム など
	糖類下剤	ラクツロース[※1] D-ソルビトール[※1] ラクチトール[※1] など
	浸潤性下剤	ジオクチルソジウムスルホサクシネート
	(未定)	ポリエチレングリコール[※2]
刺激性下剤	アントラキノン系	センノシド センナ アロエ など
	ジフェニール系	ビサコジル[※1] ピコスルファートナトリウム など
上皮機能変容薬	クロライドチャネル アクチベーター	ルビプロストン(アミティーザ®カプセル)
	グアニル酸シクラーゼ C受容体アゴニスト	リナクロチド[※2](リンゼス®錠)
消化管運動賦活薬	5-HT₄受容体刺激薬	モサプリド[※1]
胆汁酸トランスポーター 阻害薬		エロビキシバット[※2](グーフィス®錠)
漢方薬		大黄甘草湯 麻子仁丸 大建中湯[※1] など

※1 「便秘症」での適応なし
※2 2018年より「慢性便秘症」を適応とし発売

(日本消化器病学会関連研究会慢性便秘の診断・治療研究会編:慢性便秘症診療ガイドライン2017, p.58, 南江堂, 2017を参考に作成)

透析回路での凝血を防ぐために使用する薬もあります.

【使用する薬剤】

- ヘパリンナトリウム:患者が出血の心配のない場合
- 低分子ヘパリン:患者が出血の可能性が否定できない場合
- ナファモスタットメシル酸塩:患者が出血している,出血の可能性がある場合

貧血

腎機能が低下すると,赤血球産生に必要なホルモンであるエリスロポエチンが不足するため,貧血になります.貧血がひどくなると透析ができなくなります.

貧血治療薬

　貧血の治療には，エリスロポエチン製剤（注射薬），HIF-PH阻害薬（内服薬），鉄剤が使われます．

血圧管理

　透析患者の死因の第1位は心不全で，次いで感染症，脳血管障害，悪性腫瘍，心筋梗塞があげられます．

　透析患者の心臓は，体液量の増加や血圧の増加で苦しんでいることがわかります（図1）．そこで，水分の管理もさることながら，血圧の管理をしっかりしておかないと，心血管イベントが起こりやすくなります．

　また透析中は循環血流量（体液量）が減少するため低血圧になります．しかし，すぐに低血圧になるというわけではありません．透析中の血流維持の流れを表4に示します．

代表的な降圧薬の種類

①カルシウム拮抗薬

　血管の細胞膜にあるCa^{2+}チャネルに拮抗し，血管の収縮を抑制します．

②ACE阻害薬，アンジオテンシンⅡ受容体拮抗薬（ARB）

　アンジオテンシンⅡは強力な血管収縮作用をもっています．これを抑制することで，血圧を下げます．

③α遮断薬

　ノルアドレナリンが血管平滑筋にあるα_1受容体に結合して血管を収縮させる機能を抑制します．

④β遮断薬

　β受容体にはβ_1とβ_2受容体があり，β_1受容体は主に心臓に分布しており心筋収縮にかかわっています．一方，β_2受容体は気管支平滑筋に分布し，これを

略語

HIF-PH
低酸素誘導因子-プロリン水酸化酵素：hypoxia-inducible factor prolyl hydroxylase

略語

ACE
アンジオテンシン変換酵素：angiotensin-converting enzyme

ARB
アンジオテンシンⅡ受容体拮抗薬：angiotensin Ⅱ receptor blocker

第2章　透析療法の基礎知識

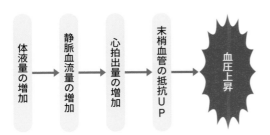

図1 ● 透析患者の高血圧の原因

体液量の増加 → 静脈血流量の増加 → 心拍出量の増加 → 末梢血管の抵抗UP → 血圧上昇

表4 ● 透析中の血流維持の流れ

- **血流量が低下**
  - →血流量を一定に維持＝静脈系血管の収縮
- **さらに血流量が低下**
  - →1回心拍出量を一定に維持＝心筋の収縮力UP
  - →分時拍出量の維持＝心筋の収縮力UP
  - →血流の維持＝全末梢血管の収縮

刺激することで気管支を拡張します. また, β_2受容体は膵臓や肝臓にも分布しており, インスリン分泌やグリコーゲンの分解にもかかわっています.

β遮断薬は心臓の収縮を抑制するために使用されることがありますが, β_1とβ_2の両方の受容体をブロックしてしまう薬は糖尿病や気管支喘息の患者には使われません.

⑤ 昇圧薬

昇圧薬は患者の血圧の変動パターンに応じて使い分けされます (**表5**).

二次性副甲状腺機能亢進症

略語

PTH
副甲状腺ホルモン：
parathyroid hormone
(parathormone)

透析でリンが除去されず高リン血症になると, 腸管でのカルシウムの吸収が少なくなり血中カルシウム濃度が低下します. その結果, 副甲状腺から副甲状腺ホルモン (PTH) が過剰に分泌されます.

二次性副甲状腺機能亢進症治療薬

活性型ビタミンD_3製剤は腸管でのカルシウム吸収を促進します.

カルシウム受容体作動薬は副甲状腺に直接作用し, 副甲状腺ホルモン (PTH) の分泌を低下させます.

その他

局所麻酔薬

皮膚表面の麻酔で穿刺部の痛み止めに使用します. テープ剤, 軟膏があります.

表5 ● 昇圧薬

一般名（先発商品名）	作用機序	用法
アメニジウムメチル硫酸塩 （リズミック®）	内因性のノルアドレナリンの作用を増強し, 間接的に血管収縮を起こし昇圧.	内服後4時間前後で血中濃度がピークに達するため, 透析開始時に服用.
ドロキシドパ （ドプス®100mg, ドプス®200mg）	体内でノルアドレナリンに変換され, 交感神経を刺激し, 昇圧. 透析終了時の起立性低血圧にも有効.	血中濃度は内服後3時間以降高値を示し6〜36時間持続するため, 透析開始30分〜1時間前に服用.
ミドドリン塩酸塩 （メトリジン®）	末梢血管の収縮, 心拍出量の増加による昇圧.	透析開始2時間前と透析開始30分後に服用.
デノパミン （カルグート®）	心臓のβ_1受容体を選択的に刺激し, 心拍出量を増加し昇圧.	透析開始時と透析2時間目に服用.

透析患者に禁忌の薬剤

透析患者に禁忌となる薬剤の一部を**表6**に示します.

表6 ● 透析患者に禁忌の薬剤（一部）

- シベノール®：抗不整脈薬．急激な血中濃度上昇．透析にて除去不可能.
- アルミニウム含有の消化性潰瘍薬・制酸薬（S・M®散・アルミゲル®・アルサルミン®・コランチル®・マーロックス®・イサロン®）：アルミニウムが蓄積して脳症になる.
- 糖尿病治療薬（αグルコシダーゼ阻害薬を除く）
- ベザトール®SR：脂質異常症治療薬．横紋筋融解症が現れることがある.
- シンメトレル®：抗パーキンソン病薬，A型インフルエンザ治療薬．意識障害，精神症状，痙攣，ミオクローヌスなどが現れることがある.

【AN69膜使用患者に禁忌の薬剤】
- ACE阻害薬：アナフィラキシーショックが起こる.

＊他にも腎不全患者に禁忌の薬剤は数多くある.

薬の量を考える

以下に示す情報をもとに，薬剤の投与量，投与間隔，投与時間を調整します.

活性体尿中排泄率

透析患者への薬剤の投与量を判断するうえで，活性体尿中排泄率（％）は有用な指標となります．これは薬剤が腎排泄型かどうか，蓄積性があるかどうかを表すもので，この数値を用いて次のようにして透析患者への投与量を算出することができます.

まず，Guisti-Hayton法により投与補正係数を算出します.

> 投与補正係数（R）＝1－活性体尿中排泄率×（1－腎不全患者のCCr/健常者のCCr）

通常の投与量に，上式で求めた投与補正係数（R）を乗ずることで透析患者への投与量が算出できます.

> 透析患者への投与量＝通常の投与量×投与補正係数（R）

消失半減期

透析患者では投与された薬剤の消失半減期が延長するため，投与間隔を変更するうえで有用な指標となります.

略語

CCr
クレアチニンクリアランス：creatinine clearance

通常の投与間隔を投与補正係数（R）で割ることで透析患者への投与間隔が算出できます．

> **透析患者への投与間隔＝通常の投与間隔÷投与補正係数（R）**

タンパク結合率，分布容積，分子量

いずれも投与された薬剤の透析による除去効率を評価する基準となります．これらの数値が大きくなるに従い，透析によって除去されにくくなります．投与量の減量・投与間隔の延長，また投与時間（透析前か後か）を考慮するうえで有用な指標となります．

Clinical Nursing Skills ｜ Dialysis Nursing

引用・参考文献

1. 日本消化器病学会関連研究会慢性便秘の診断・治療研究会編：慢性便秘症診療ガイドライン2017, p.58, 南江堂, 2017
2. 田中哲洋ほか編：腎機能低下時の薬剤ポケットマニュアル第4版. 中外医学社, 2019
3. 白鷺病院：透析患者に対する投薬ガイドライン（2021年9月21日更新）. http://www.shirasagi-hp.or.jp/goda/fmly/gate.html（2021年12月22日検索）
4. 平田純生ほか編：透析患者への投薬ガイドブック　改訂第3版. じほう, 2017
5. 日本腎臓病薬物療法学会：腎機能別薬剤投与量一覧（会員限定webコンテンツ）. https://www.jsnp.org/ckd/sys_info.php（2021年12月22日検索）

第3章

血液透析の実際

Contents

1. 透析開始から終了までの流れ

Check

- 透析室スタッフが行う業務の流れは，大きく「患者の入室前→透析治療開始前→透析治療中→透析治療終了後→患者の退室後」に分けられます．

- 透析室では多くの患者が同時に治療を行うため，透析室スタッフは，優先順位を考えながら，専門職として安心・安全な透析治療とケアを提供する必要があります．

- 申し送りは看護師の他に，臨床工学技士・栄養士・医療ソーシャルワーカー（MSW）など多職種と行います．

透析療法のケアの流れ

 患者入室前　〔→2. 透析開始前の準備（p.90〜95）〕

略語

ADL
日常生活動作：activities of daily living

Check out
the video below!

透析看護師の1日の流れ

- 環境整備
高齢者やADLの低下した患者の転倒・転落防止を心掛ける

- 透析装置の点検
臨床工学技士による治療が安全に行える状態か確認

- 透析室スタッフで朝礼，申し送り
1日の予定や注意事項の伝達

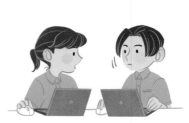

- 患者の情報収集
最新の状況をカルテや申し送りから把握

- 開始時の必要物品の準備・確認
ダイアライザ，血液回路，抗凝固薬，注射薬など

- 血液回路の組み立て（以後セッティング）
①プライミング；
回路内の空気を除去し清浄化透析液で回路内を洗浄し充填する
②プライミング後点検；
血液回路のねじれ，接続部の緩みなど手で触り確認

入室から透析治療開始前　〔→3. 透析開始準備とケア（p.96〜106）〕

・挨拶，患者の状態確認
顔色，表情，呼吸状態，歩行状態など
患者入室時よりコミュニケーションをとり
ながら観察する

・透析前の体重測定
患者名の確認を行い，服薬の違いや体重計の
周囲に注意

・シャント肢の手洗い

・血圧測定
自動測定の場合，マンシェットは巻いたまま

・バスキュラーアクセス（VA）の確認
音の聴取，感染の有無など

・透析条件の確認および設定
血流，除水量など

・回路点検の確認
透析前の回路点検が完了しているか確認

・透析開始前の確認
透析開始前の内服や血液検査，受診の有無とその結果の確認

・穿刺
穿刺部位の決定

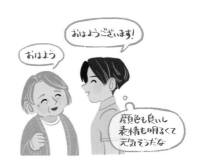

おはようございます！

おはよう

顔色も良いし
表情も明るくて
元気そうだな

略語

VA
バスキュラーアクセス：
vascular access

透析治療中　〔→4. 透析中の観察とケア（p.107〜112）〕

・患者の情報収集・状態確認
　・前回透析後から来院までの体調の変化について
　・顔色，意識状態，血圧など30分〜1時間ごとの測定

・穿刺部位の観察
接続部位の緩みがないか，穿刺部位の
腫脹の有無など

・透析回路の異常の有無の確認
脱血・静脈圧の変化，接続部の緩み，
出血の有無などラウンドを常に行う

・透析条件の確認
処方された透析条件と間違いがないか確認

・患者に応じた処置や指導
下肢チェック・フットケア・血糖測定・食事指導など

・終了時の血液検査や注射の投与の確認

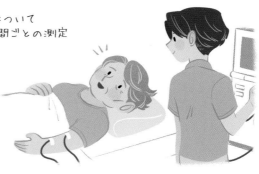

第3章　血液透析の実際

87

透析治療終了時 〔→5. 透析終了時の観察とケア（p.113～117）〕

・返血・抜針・止血
処方された注射・採血の忘れがないか，顔色，残血，止血の確認

・血圧測定
血圧低下の有無，患者の状態

・透析後の体重測定
ふらつきなど歩行時の確認，設定の除水
まで完了しているか確認

・服薬の確認
透析後の内服忘れがないか確認

・患者退室
患者の状態観察を行い，異常が無い事を確認し退室

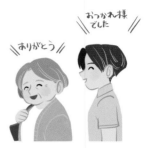

患者退室後

略語

PPE
個人用防護具：personal protective equipment

・個人用防護具（PPE）を着用
ガウン（またはエプロン），マスク，ゴーグル，
手袋を着用

・片付け
使用後の透析回路やダイアライザを廃棄

・透析回路の異常の有無の確認
ルビスタ®を浸したクロスで周囲を清拭する（図1）
（血液透析装置，ベッド，ベッド柵，オーバー
テーブル，テレビ，血圧計のカフなど）

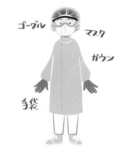

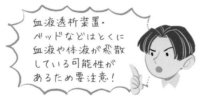

・ベッドメイキング

・申し送り
臨床工学技士・栄養士・医療ソーシャルワーカー（MSW）など多職種とともに
行う

・必要物品の準備
次のシフトの透析の必要物品の準備

略語

MSW
医療ソーシャルワーカー：medical social worker

Clinical Nursing Skills ｜ Dialysis Nursing

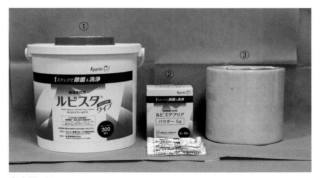

①容器バケツ
②ルビスタ®〔杏林製薬(株)〕の粉末(5g×3袋)
③クロス
・溶解用ボトル

図1 ● 環境整備時に使用するクロスの準備

①ルビスタ®の粉末(5g×3袋)を水道水(1,500mL)で溶解し，調整液を作成する
（ベルオキシ一硫酸水素カリウム1%溶解）
②容器バケツにクロスを入れ，①で作成した調整液を注ぎクロス全体を浸して使用

(偕行会グループ監，田岡正宏編：臨床工学技術ヴィジュアルシリーズ 動画と写真でまるわかり 血液
透析．p.149，学研メディカル秀潤社，2021より引用)

第3章 血液透析の実際

引用・参考文献

1. 偕行会グループ監，田岡正宏編：臨床工学技術ヴィジュアルシリーズ 動画と写真でまるわかり 血液透析．p.149，学研メディカ
ル秀潤社，2021.

2. 透析開始前の準備

医師の指示のもと，それぞれの患者に適したダイアライザ，抗凝固薬，血液回路などの必要物品を準備します．その際，間違いのないよう必ずダブルチェックを行います．

次に，ダイアライザと血液回路を透析装置に正しく装着し，ダイアライザの洗浄，血液回路内の空気の除去，血液回路の破損，リークおよび異物混入のチェックを目的にプライミングを行います．

プライミングを終えたら，重大な事故につながる危険性がある血液回路のねじれや接続部のゆがみがないか確認します．その際，見落としを予防するために必ず手で触れてチェックします．

透析指示内容の確認と必要物品の準備

個々の患者ごとに医師の指示に基づき，必要物品を準備します．

ダイアライザは除去性能，生体適合性を考慮して選択されているため，安全な透析治療が行えるように，物品の間違いがないようダブルチェックを行います．

ダイアライザ

ダイアライザには，ダイアライザ内に充填液が満たされているウエットタイプと，充填液のないドライタイプがあります．ウエットタイプの膜は性質上，水中でないと膜自体の保持ができないため，ダイアライザ内に滅菌精製水を充填しています．ドライタイプではこれをグリセリンなどのコーティングで行っています．

また，ダイアライザに使われている膜の素材にはセルロース系膜と合成高分子膜があり，患者の年齢や体格，透析歴などを考慮し，膜素材，除去性能や生体適合性などをふまえて適したものを選択していきます．

抗凝固薬

血液は体外に出ると固まるため，抗凝固薬を使用しています．

抗凝固薬にはヘパリン，低分子ヘパリン，ナファモスタットメシル酸塩などがあり，それぞれ作用する機序や効果の半減期（時間）が異なるため，患者の状態（出血傾向や病態）に合わせて使い分けます．

血液回路

　患者の血液を体外循環させるためのチューブです．動脈側回路（患者脱血側）と静脈側回路（患者返血側）があります（血液回路について詳細は4章 2. 機器に関するトラブルとケア（p.158）を参照してください）．

プライミング

プライミングの目的

- ダイアライザの洗浄
- 血液回路内の空気の除去
- 血液回路の破損・リーク（漏れ）・異物混入のチェック

　血液回路の微小なゴミや膜の保護剤などは体内に入るとアレルギー症状などを引き起こす危険性があるため，十分な洗浄が必要です．

プライミング前の準備・確認

　手洗い，手指消毒を行い，未使用のディスポーザブル手袋を装着してから必要物品を確認します（**図1**）．

　ダイアライザなどを袋から取り出す前に，使用患者名，滅菌有効期限の確認と包装の異常，破損，血液回路の折れ曲がり，異物の混入がないか確認します．不良品を発見したら使用せずに交換します．

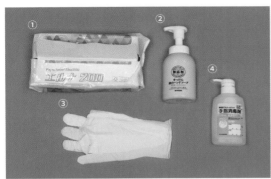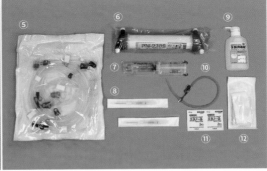

図1 ● プライミングの必要物品
①手拭ペーパー，②ハンドソープ，③ディスポーザブル手袋，④⑨手指消毒用アルコール，⑤血液回路，⑥ダイアライザー，⑦抗凝固薬，⑧穿刺針，⑩駆血帯，⑪アルコール綿，⑫開始セット

プライミング手順

Check out
the video below!

全自動血液透析装置に
おける血液回路の組み
立て

清浄化透析液を用いた全自動血液透析装置
【ダイアライザと血液回路の装着（図2）】

　以下に示す **1**〜**10** の手順に従ってプライミングを行います.

1 ダイアライザの青色側を上にしてダイアライザホルダに接続する.

2 ダイアライザの青色側には静脈側，赤色側には動脈側の血液回路を接続する.

3 エアトラップチャンバの圧力モニタラインを，動脈側は動脈圧力ポートに，静脈側は静脈圧力ポートに接続する.

4 血液の流れる方向に十分に注意して，血液ポンプに血液ポンプチューブ部を接続する.

> **(!)** Point
> ● 接続法を誤ると血液ポンプ内に不要な血液チューブが引き込まれて折れ曲がりが生じ，流路が閉塞される危険性があるため，正しい位置に確実に接続するよう細心の注意を払う.

5 血液透析装置の気泡センサ部と血液回路クランプ部に血液回路を接続する.

> **(!)** Point
> ● チューブの接続部分にすき間や折れ曲がりがあると気泡センサの誤作動が起こり，クランプ部が正常に作動しない（図3）.

6 プライミング時はオーバーフローラインを使用して排出するため，血液回路の動脈穿刺針接続部と静脈穿刺針接続部を連結管で接続することによって短絡させて血液回路内を循環させる.

7 透析液出口ポートに血液回路を接続する.

> **(!)** Point
> ● 接続法を誤ると透析液が漏出し除水量に誤差が生じる危険性がある.
> ● 透析液出口ポートの汚染を予防するために，ポートの保護カバーの取扱いには細心の注意を払い，不潔操作を疑ったときは血液回路セット全部を取り換える.

8 ダイアライザとダイアライザカプラを，血液と透析液の流れが対向になるように赤色側（動脈側）と青色側（静脈側）をそろえて接続する.

9 シリンジポンプに抗凝固薬用のシリンジを装着し，スリットにシリンジ外筒フランジと押し子を正しくセットし，シリンジホルダで確実に固定する.

> **(!)** Point
> ● 装着法を誤ると注入量に誤差が生じたり，シリンジ脱落による重大な失血事故につながる危険性があることに留意し，装着・セット・固定を正しく確実に行う.

10 清浄化透析液を用いた全自動血液透析装置では，**表1**に示すプライミングの工程が自動的に行われる.

1 ダイアライザ接続

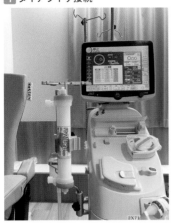

2 血液回路接続

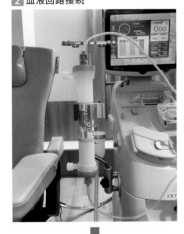

3 圧力モニタライン接続

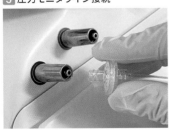

4 血液ポンプチューブ部接続

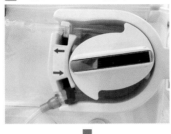

5 気泡センサ部と血液回路クランプ部に血液回路を接続

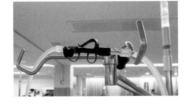

6 動脈穿刺針接続部と，静脈穿刺接続部を連結管で接続する

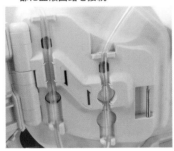

7 透析液出口ポートに血液回路を接続

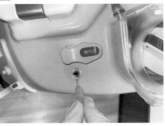

8 ダイアライザカプラ接続

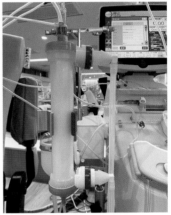

9 シリンジポンプのセット

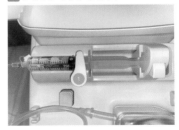

図2 ● ダイアライザと血液回路の装着

表1 ● 全自動血液透析装置のプライミングの工程

ガスパージ工程	ダイアライザの透析液側に透析液を流すことで，膜表面にある溶出物やエアを除去．
動脈側行程	動脈側のエアトラップチャンバと血液回路に透析液を流してエアを除去．
静脈側工程	ダイアライザ内部のエアの除去を目的とするが，最大流速を使用して微小気泡を確実に除去．
両側工程	溶質を確実に除去するために最大流量で行う洗浄の最終工程です．可能なかぎり時間をかけて十分な洗浄量を確保．
循環工程	ダイアライザと血液回路内部に残存する微小気泡を最大流速で除去します．

Check out
the video below!

プライミング後の点検

プライミング後の点検

　血液回路がねじれていると接続部が緩むことがあります．これらを見落として治療を開始すると，失血や気泡混入などの重篤な事故につながる可能性があります．プライミングが完了したら，血液回路がねじれていないか，接続部がゆがんだり緩んでいないかなどを確認します．目視だけでは見落とすことがあるため，必ず手で触ってチェックします．

1 血液回路と治療モードの確認
・治療モードにあった血液回路を使用している．

2 薬液注入ラインの確認
・キャップを増し締めする．

> **(!)** Point
> ● クランプやキャップを閉じ忘れると，そこから血液が漏れる．また，感染につながる危険がある．

3 チャンバ液面の確認

4 オーバーフローライン
・クランプを閉じる．
・コンソールの自動クランプに奥まではまり，閉まっている（図3）．

5 静脈圧ラインの確認
・クランプを開放する．
・トランスデューサー保護フィルタがねじれたり，緩んでいないか．

> **(!)** Point
> ● 圧力モニタラインのクランプが閉じられたままだと血液回路圧が測定できない．治療中もモニタリングされていない状態となる．
> ● トランデューサー保護フィルタがねじれたり緩んでいると脱落し，失血事故につながる．

6 動脈側・静脈側回路のクランプの閉鎖

7 ダイアライザと血液回路の接続部の確認
・ダイアライザと血液回路が，緩みなどなく正しく接続されているか確認する．

● 接続部が緩んでいると血液が漏れ，大量出血につながる（図4）．

8 ダイアライザとダイアライザカプラの接続確認

- ダイアライザのキャップとダイアライザカプラが同じ色同士で接続されているか確認する．
- ダイアライザカプラが，ダイアライザに緩みなどなくきちんと接続されているか確認する．

● 正しく接続されていないと，透析効率が低下する．
● 接続部が緩んでいると透析液が漏れ，除水量に誤差が生じる．

9 抗凝固薬装着の確認

- 抗凝固薬シリンジの外筒フランジと押し子がスリットに正しく装着されているか．

● 正しく装着されていないと，シリンジが脱落する危険がある．

10 補液ポートの接続，クランプの開放確認

● 接続が緩んでいると透析液が大量に漏れる．また，失血事故につながる．

11 血流量の確認

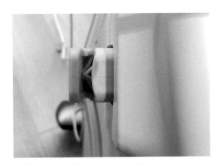

図3 ● オーバーフローラインの
自動クランプ確認

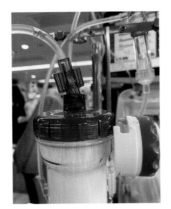

図4 ● ダイアライザと血液回路の
誤った接続

引用・参考文献

1. 田岡正宏編：臨床工学技術ヴィジュアルシリーズ 動画と写真でまるわかり！血液透析．p.68-100，学研メディカル秀潤社，2021
2. 松岡由美子：透析ケアBASIC 透析室に配属されたらこの1冊！（透析ケア2018年夏季増刊）．p.78-81，メディカ出版，2018
3. 宮下美子ほか：透析看護のシーン別Do & Do NotこれってOK？NG？手技とケアの根拠とポイントがわかる！（透析ケア2017年冬季増刊）．p.10-14，メディカ出版，2017

3. 透析開始準備とケア

- 透析を安全に実施するために，透析開始準備のケアとして，「患者側」と「機械側」に分けた確認事項について，注意深く観察・点検を行う必要があります．

- 患者側の確認事項として，体温測定，体重測定，体調観察，受診の有無・結果，透析開始前指示薬の内服などが重要です．

- 機械側の確認事項として，透析条件の確認，透析開始時の採血・検査の有無，除水量の設定などが重要です．

透析開始前の確認事項

透析開始前には，透析を安全に開始するために下記の観察・点検を行います．

患者側の確認事項
- 体温，体重の測定　・体調の観察　・受診の有無，結果
- 透析開始前指示薬の内服

機械側の確認事項
- 透析条件の確認　・透析開始時の採血・検査の有無　・除水量の設定

患者入室時の観察

　患者の入室時に歩行状態や顔色・表情，呼吸状態を観察しながらコミュニケーションをはかります（**図1**）．そのなかで，いつもと違う点など気になることがあれば，透析開始前に医師の診察を受け，受診の必要性や透析条件の変更の要否を確認します．

　転倒による打撲，骨折，出血や抜歯など，出血の有無にも気をつけて観察を行います．

　透析中に抗凝固薬を使用しているため，出血傾向がある場合は出血を助長させてしまい，危険な状態に陥るおそれがあります．

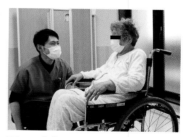

図1 ● 患者とのコミュニケーション

体重測定（図2）

　透析前の体重測定を正確に行うことは，その日の透析を安全に行うためにとても重要です．体重測定の間違いは過除水や除水不足などの原因にもつながります．

　ADLや安静度によっては，車いすに乗車したまま測定したり，スケールベッドを使用して測定する場合があります．

a．体重計

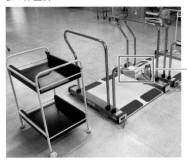

b．体重計0の確認

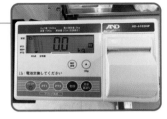

c．体重計の確認

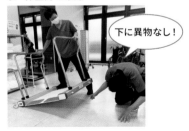

下に異物なし！

d．患者体重測定

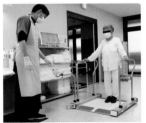

図2 ● 体重測定の様子

体重測定前の確認事項
- 体重計の下に異物が入り込んでいないか
- 体重計に触れているものはないか
- ゼロ表示になっているか

体重測定時の確認事項
- 透析室スタッフの立ち合いのもとで測定する
- 体重計の中央に乗っているか
- 余計な荷物をもっていないか
- 体重計に患者以外のものが触れていないか（履物，荷物，車いす，杖など）
  ※履物の着脱により転倒の危険がある患者は，履いたままの測定が望ましい．
- ふだん着用している衣類と大幅な違いがないか（コルセットやサポーター，

季節の衣替え時はとくに注意）
- 車いすを利用している患者では，車いすの持ち手やポケット内に荷物がないことを確認（透析ごとに車いすの重量を測定することが望ましい）
- 測定値がプリントされる体重計の場合は，測定後ただちに切り離し，ほかの患者の測定値と混同しないようにする（自動転送の場合は表示された患者の名前が合っているか確認する）

体重測定後の確認事項
- ふだんの体重増減と大幅に違う場合は再測定する
- 風袋がきちんと計算されているか確認する（着衣・靴・透析中の飲食など）
- 体重測定後に排泄があった場合は再測定する

体調確認（連絡ノートの確認など）

前回の透析後から今回の透析の間に，体調に異変はなかったか，現在症状がないか確認します．また，高齢者や認知症患者は，家族やヘルパー，施設職員とノートでやり取りしている場合があるので透析前に必ず確認しましょう．

表1に示すような症状を認めた場合は，重篤な状態を引き起こす可能性もあるため，医師の診察を受け指示を仰ぎます．

表1 ● 透析前に確認する必要がある症状と考えられる病態，観察項目

症状	考えられる病態	観察項目
息苦しさ	溢水	発症の時期，呼吸状態・呼吸音，咳嗽，発熱，体重増加量，浮腫，どのような場面で息苦しさが強いか（労作時，臥床時など），顔色，チアノーゼ
	循環器疾患	環器疾患の既往，脈拍，血圧，呼吸状態，顔色，チアノーゼ，胸痛・胸部不快感
	肺感染症	発熱・咳嗽の有無，呼吸音
頭痛・頭重感	脳血管障害	血圧，疼痛の部位・間隔・強さ，運動・言語障害の有無，歩行状態，悪心嘔吐，めまい
	高血圧	
	感冒，肩こり，睡眠不足など	
頭痛・頭重感	消化器疾患・消化管出血	胃痛・腹痛，下痢・便秘，便の性状，腹部膨満，腸蠕動音

バイタルサイン測定

バイタルサインをチェックする際には，患者個々の平均的な測定値を把握しておくことで，異常を発見しやすいので，ふだんの数値も確認しておきます．

血圧

血圧が高いとき
- 体重増加を確認し，普段よりも明らかに高い場合は，安静にして再測定する．
- 自宅での血圧の経過，降圧薬の服用状況を確認する．
- 頭痛，嘔吐，めまい，ふらつき，運動・言語障害などの症状を認める場合は，ただちに医師に報告する．

血圧が低いとき
- 自宅での血圧の経過と降圧薬の服用状況を確認する．
- ふらつき，悪心・嘔吐，胃痛・腹痛の有無を確認するとともに，消化管出血など体内からの出血の徴候がないか確認し，症状を認める場合には医師に報告する．

脈拍

不整脈，頻脈・徐脈の有無を確認し，胸部症状や息苦しさなどの訴えがあった場合は，心電図，動脈血酸素飽和度の測定などを実施します．

体温

- 体温測定は必ず透析前に行う．透析を開始すると，透析液温度により体温が変化するので注意する．
- シャント灌流により，左右に温度差が生じることがあるバスキュラーアクセスがない反対側の腋窩で測定する．
- 患者の平熱を把握し，いつもより体温が高い場合は，ほかに症状はないか確認する．

透析条件の設定

近年，全自動コンソールの普及で，事前に設定された条件がコンソールに転送されるものもありますが，必ず透析条件の設定を確認します（**表2**）．

表2 ● 透析条件設定時の確認事項

•患者名	•治療項目	•治療モード（HD/HDF）	•透析時間
•総除水量と時間除水量	•血流量	•抗凝固薬	•初回量
•持続速度量	•バスキュラーアクセス	•穿刺針	•注射薬
•透析前後の採血等の検査指示			

除水設定

総除水量の計算方法

総除水量＝（透析前体重－ドライウェイト（DW）[透析後の予定体重]）＋（ダイアライザと血液回路の充填液量）＋（返血時に体内に入る液量）＋（透析中に患者が飲食または輸液を予定する量）

血圧低下などの副作用予防のため，時間除水は15mL/kg/h以下が推奨されています．患者により除水できる量が異なるので，血圧や患者の状態を確認しながら週末までにドライウェイト（DW）に達するよう計画します．

穿刺前のシャント観察（図3）

シャント観察の目的

患者にとってバスキュラーアクセス（シャント）は「命綱」です．

透析時に毎回穿刺が行われ，シャントにはさまざまなトラブルや合併症が起こります．トラブルがあると安定した透析を行えなくなるため，穿刺前のシャント観察はたいへん重要です．

みる（視診）

シャント肢全体の皮膚状態を観察します．シャント肢が腫脹しているときは，非シャント肢と太さを比べます．非シャント肢より太くなっている場合は，静脈高血圧症を起こしている可能性があります．

発赤，内出血，腫脹などの有無，また局所麻酔テープや止血パッド，固定テープによるかぶれの有無を観察します．

内出血がみられる場合は，前回の穿刺時にできたものか，止血時にできたものかを確認し，腫脹を伴う場合は穿刺できるかを検討します．発赤，熱感，腫脹，排膿などを認めた場合は感染の可能性が高いため，穿刺前にすみやかに医師に報告します．

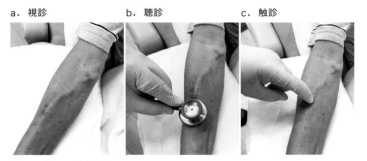

a. 視診　　　　b. 聴診　　　　c. 触診

図3 ● シャント観察

聴く（聴診）

　聴診器でシャント音を聴取します．吻合部から中枢に向けて，順に聴取していきます．人工血管内シャントの場合は，動脈側から静脈側へ向けて聴取します．動脈表在化では，シャント音は聴取できません．

- **正常な場合**：ザーザー，ゴーゴーという音が聴かれます．
- **異常な場合**：狭窄部ではヒューヒューという高音が聴かれます．狭窄が進行するとシャント音は弱くなり，さらに拍動したドンドンという音が聴かれます．

触る（触診）

　シャントの吻合部から中枢に向かって指3本をあて，スリル（動脈血が静脈に流れることで起こる振動）を確認します．ザーザーというスリルが触知できます．

　狭窄が疑われる場合は超音波検査や造影検査を行い，狭窄部位の確認をします．

　狭窄の治療としては，経皮的血管形成術（シャントPTA）が第一選択となります．日々のシャント観察で異常を早期発見し，早期治療に努めることはシャント肢の長期開存につながります．

略語
シャントPTA
経皮的血管形成術：
percutaneous translu-
minal angioplasty

穿刺の手順

穿刺は以下の準備を行ったうえで実施します．

- 実施者2名（穿刺を行う者と穿刺の介助および透析監視装置の操作を行う者）
- スタンダードプリコーションの実施
- 患者に穿刺することを告げる

Check out
the video below!

穿刺の手順

第**3**章　血液透析の実際

物品準備（図4）

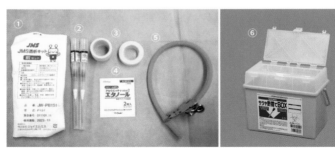

図4 ● 穿刺の物品
①開始セット，②穿刺針，③テープ，④アルコール綿，⑤駆血帯，⑥針入れBOX

穿刺部位の選択

　穿刺部位は，①皮膚の状態や血管の走行確認，②シャント音やスリルの確認，③手指による太さや深さを確認を行い，総合的に判断して決定します．

　穿刺針の長さの穿刺後の固定を考えて直線的に穿刺できる血管を選択することも大切です．

駆血（図5）

a．駆血した腕

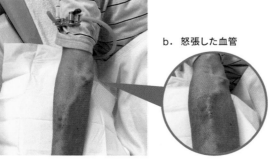

b．怒張した血管

c．穿刺部位の確認

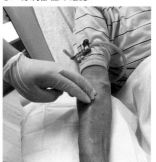

図5 ● 駆血

Point

- 駆血が強すぎると皮膚の損傷や，皮下出血の原因になることがあるので注意する．一方，駆血が弱いと，血管が十分に膨らまず，穿刺しづらくなる．
- 血管が十分に怒張するように駆血帯を装着します．このとき，直接皮膚にあてると，皮膚を挟む危険性があるため，できるかぎりパジャマの上から巻くようにする．
- 皮膚の弱い患者などは，駆血帯ではなくスタッフの手による用手駆血を行う．
- 人工血管内シャントでは，駆血をしなくても容易に血管を確認できるため，駆血は行わない．

穿刺部位の消毒（図6）

シャント感染はシャントの寿命を短縮するだけでなく，患者の生命予後をも悪化させる可能性があります．シャント肢を清潔に保ち，適切な消毒を行うことで，感染リスクを低下できます．

穿刺部位の消毒は，穿刺予定部位の中心から外側へと同心円を描くように十分に行います．

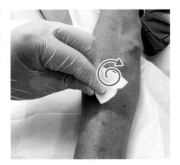

図6 ● 穿刺部位の消毒

穿刺（図7）

①穿刺時には患者の体位や腕の位置などに合わせて，無理のない姿勢で行います．

Point
● 腕が外転や内転して血管が見えにくい場合は，見えやすい位置に腕を動かし，穿刺者の体の正面で穿刺できるようにします．

②穿刺角度は血管に対して通常25°前後が適当であるとされていますが，血管の深さや細さを見極めて穿刺角度を調整します．

Point
● 二重腔針では，金属の内筒を抜いた後，もしくは抜いている途中で再挿入すると，外筒を傷つけて破損することがあるので，再挿入は禁忌である．とくに血管内は見えないので，破損がわからず，残留した場合は外科的処置が必要になることもある．

③エラスター針やプラスチック針，二重腔針などの穿刺針では，金属の内筒を抜き，外筒は血管にそのまま留置します．

④穿刺後，穿刺針はリキャップせず，専用の針入れボックスに廃棄します．

Point
● 針がボックス内に落ちるまで，目線を外さない．

a．穿刺角度

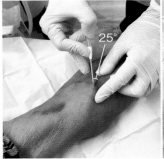

b．穿刺針の廃棄

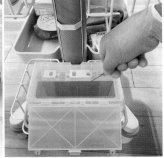

図7 ● 穿刺

超音波下穿刺

　穿刺困難者には，血管を可視化する超音波下穿刺法を行います．

【手順】

①血管走行と内腔を，超音波画像により血管を輪切りにした短軸と縦切りにした長軸で可視化し，判断します．超音波下穿刺は2人で行い，ガイドと穿刺をそれぞれ担当します．

②ガイドを行うスタッフは，超音波診断装置で短軸と長軸を切り替えながら，血管の太さや深さ，潜り具合を探り，血管の真上でプローブを保持します．

③穿刺者は，プローブ中心をめがけて穿刺し，ガイド担当者は，血管への誘導を行い，血管内に穿刺針が入ったら，後壁にあたらないように注意を促します．

Point
● プローブ面には，感染を考慮してポビドンヨードゲルを使用する．

血液回路の接続と固定

血液回路接続（図8）

　透析中に血液回路がはずれたり，抜針してしまうと大量に出血し生命を脅かす重大な医療事故につながる危険性があります．そのため，透析中の体動による自然抜針や，せん妄などで透析治療を認識できない患者の自己抜針を予防することが，重要な課題となっています．

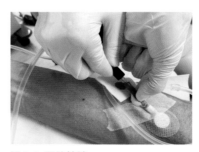
図8 ● 回路接続

【手順】

①留置針と血液回路を接続する際は，穿刺者と介助者の2人で，動脈側か静脈側かを声出し確認します（図9）．

②留置針に血液回路のオスコネクターを押し込んで接続し，ロックをねじ込みます．

a．動脈側

b．静脈側

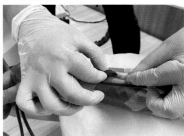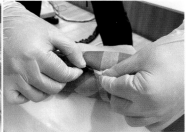

図9 ● 接続確認

a．ストレート固定

b．ループ固定

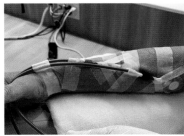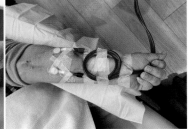

図10 ● テープ固定

③ロックする際，留置針や血液回路をねじらないように注意します．

④留置針と血液回路を接続した後に，介助者が接続部を触って緩みがないか再確認します．

血液回路固定

①穿刺した針が抜けないよう，また血流を遮断しないように気をつけながらテープで固定します．

Point

● このときテープをオーム（Ω）状に貼ると接着面が増え，安定して固定できる（図10）．

• しっかりと皮膚に固定し，血液回路の重さが負担にならないような工夫を行う．

• テープ固定が不十分で，徐々に留置針が抜けていく場合は，大量出血しても警報が鳴らない可能性がある．

②固定が済んだ腕を布団から出しておき，いつでも観察できるようにします．

③認知症の患者で自己抜針の危険がある場合は，固定方法を工夫し，さらに失血センサーなどで失血の早期発見につなげます（図11）．

④固定後ベッドサイドから離れる際には，患者の血圧や条件設定を確認し離れます．

a．固定の工夫　　　　　　　　　　b．失血センサの使用

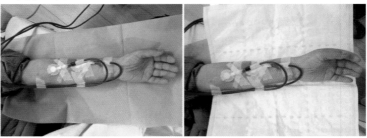

図11 ● 固定方法の工夫
a：回路を握らないようにすることで自己抜針を防ぐ
b：失血センサ内蔵のシーツを装着し，出血の際にアラームが鳴るように設定

治療開始時の点検

　透析開始後は，第三者による点検を行います．

　治療開始時は，急な血圧低下やアレルギー反応などが生じる場合があるため，患者の表情変化やバイタルサインをモニタリングします．

　透析装置や血液回路の状態，処方どおりの条件になっているか，**表3**を参考に確認します．

表3 ● 治療開始時の点検項目

穿刺針	• 針長の2/3以上が挿入されているか確認． • オーム固定されているか確認． • 血液回路との接続部の増し締めを行う．
血液回路	薬液注入ライン，静脈圧力モニタライン，ダイアライザ接続部，凝固薬の接続部などの増し締めを行う．
血流速度	処方通りになっているか確認．
抗凝固薬の初回注入量と速度	• シリンジの取り付け位置の確認． • 薬剤の種類，初回注入量，持続注入速度の確認．
透析運転開始	• 警告等のグリーンランプが点灯しているか確認． • 表示画面が「透析工程」になっているか確認．
除水総量と除水速度	• 入力桁数が間違っていないか確認． • 除水速度の確認（均等除水かプログラム除水かなど）．
静脈圧	テープ固定や回路の取り回しによる折れ曲がり注意．
治療時間	除水設定により治療時間が再計算され延びることがある．

4. 透析中の観察とケア

● 透析治療中は血圧が変動しやすく，過剰な除水が不整脈やシャント閉塞，意識消失の誘因となるため，患者の身体状況を注意深く観察して前駆症状を早期に発見し，的確な看護ケアにつなげます．

● 安全な透析を行うために，設定値，血液回路の接続，気泡検知の確認，穿刺部位の選択，テープの固定，脱血状態，凝血の有無など，自施設のマニュアルに従って透析装置の監視を行います．

● 透析治療中の薬剤投与は，透析性を考慮して静脈側から行いますが，薬剤の透析性に応じて投与のタイミングが異なります．血液製剤は，透析によるカリウム除去が必要なため動脈側から投与します．

患者の身体状況の観察とケア

　透析治療では，血液を体外に循環させて除水を行うため，血圧の変動を起こしやすく，過剰な除水が不整脈やシャント閉塞，意識消失の誘因となります．

　そのため，バイタルサイン，患者の顔色，呼吸状態，意識状態などを確認して前駆症状を早期に発見し，血圧が下がる前に除水量の調節が必要になります．

　透析開始前に患者と十分なコミュニケーションをはかり体調などの情報を得ることで，予測した看護ケアを提供することができます．

体温測定

①透析前に腋窩で体温測定を行います．
②感染徴候（咳嗽や悪寒，下痢，嘔吐など）がみられる患者は透析中にも体温測定を行います．

血圧の確認

①透析中は，安定している場合は30～60分に1回，血圧等が不安定な場合は頻回に確認します．
②収縮期血圧が100mmHgを下回った場合は，確認の頻度を増やすなど観察を強化します．
③日ごろから血圧が低い患者（収縮期血圧が常時100mmHg以下）で，さらにそ

れよりも20mmHg以上低下した場合や、開始前の血圧より30mmHg以上低下した場合は、頻回に測定し観察を強化します。

④患者の自宅での血圧、透析中の血圧の推移、降圧薬の内服状況なども把握しておくことが重要です。

血圧低下時の処置

- 下肢を挙上する。
- 透析液の温度を下げる。

Point
● なぜ透析液の温度を下げるのか？
透析液の温度を下げると交感神経が刺激され四肢末梢の血管が収縮し、心臓への循環血液量が増加して血圧が上がるため。

症状出現時の処置

- 気分不快、顔色不良、発汗、あくび、下肢のつりなどが現れたら除水速度を下げる。
- さらに血圧が低下し自覚症状が現れたら、補液や除水停止を考慮する。

脈拍の確認

①脈拍を確認し、徐脈や頻脈の場合は触診で実測します。
②胸痛の訴えがある場合は、狭心症や心筋梗塞の疑いがあるため、医師に報告するとともに心電図の測定準備を行います。
③不整脈出現など、必要時は心電図モニタ観察下で透析を行います。
④既往歴に心疾患がないかを把握しておくことが大切です。

透析中の食事介助

①透析中に食事摂取する場合は、食事しやすいようにラインを確認しながら体位を整え、食事をセッティングします。
②誤嚥しないよう体位に注意します。
③食事前後の食器（容器）の重さを測り、摂取量をカウントし除水量を再設定します。
④食事摂取は消化器系の血流量を増加させ血圧低下をまねくので、注意深く観察します。

透析中の排泄介助

透析患者は便秘傾向になりやすく、下剤内服で便意を訴えることがあります。また血圧の低下でも便意を催すことがあります。

透析中の排泄は患者の状態に合わせて選択します。

- 床上排泄（便器・おむつなど）

- ベッドサイドで排泄（ポータブルトイレなど）
- トイレ移動（詳細は「6. 透析一時離脱時のケア」（p.118 〜 120）参照）

【手順】

①床上排泄やベッドサイドで排泄する場合は，スクリーンでプライバシーを守り，排泄しやすい環境をつくります．

②排泄後は汚染物や排泄物をすみやかに処理し，消臭剤を使用し，十分な換気を行います．

③排泄物の量・性状を観察します．この際，除水量の設定変更も忘れずに行います．

④バイタルサインのチェック，刺入部の確認を行います．

- 針が留置されていることを説明し，介護中は患者の協力を得るようにする．

透析装置の監視

透析装置の全自動化が進んでいますが，正しく使うことができなければ安全な透析を行うことはできません．

設定した値で透析治療が行われているか，血液回路の接続，気泡検知の確認，穿刺部位の選択，テープの固定，脱血状態の把握，凝血の有無などについて，各施設のマニュアルを遵守して監視を行います．

穿刺部位，血液回路の観察

固定テープが剥がれていないか，穿刺針が抜けかけていないか，血液が漏れていないか，接続部に緩みがないか確認します．

- 失血などの大きな事故につながるおそれがあるため，毎回しっかり確認する．
- 動脈側に細かな気泡がみられる場合は脱血不良を生じている可能性があるため，血液回路のピロー血液ポンプチューブの潰れ具合も確認する．

静脈圧の確認

- **静脈圧が上昇している場合**：血液回路の折れ曲がりや針先の血管壁接触，血栓の増殖，静脈エアトラップチャンバ下部のフィルタ周辺の凝血が疑われます．
- **静脈圧が低下している場合**：脱血不良やダイアライザ内の血液凝固が疑われます．

● 除水による血液濃縮により，静脈圧は緩やかな上昇傾向を示す．

透析液圧の確認

- **透析液圧が上昇している場合**：ダイアライザ，血液回路，穿刺針内の血液凝固による静脈圧上昇を疑います．
- **透析液圧が低下している場合**：ダイアライザの目詰まり，血液ポンプの流量低下などによる静脈圧低下を疑います．

 ● ダイアライザの目詰まりがなければ，静脈圧と透析液圧の圧力差である膜間圧力差（TMP）を測定し，濾過による膜負荷の程度を評価する．
● 透析液圧が高い陰圧になり，ダイアライザホースに細かい気泡がみられると，透析液の脱気不良の可能性がある．

除水速度・目標除水量の確認

①処方された除水設定になっているか，除水速度と目標除水量を確認します．
②時間ごとに除水速度を変更するプログラムで治療する場合は，正しい変更パターンが選択されているか確認します．

血流速度の確認

処方された血流速度になっているか確認します．

 ● 透析開始時に血圧低下が生じた場合や治療を中断した場合（トイレに行くための離脱など）は，一時的に血流速度を変更することがある．対応後，正しい血流速度に戻し忘れないようにする．
● 血流速度の調整つまみは，触れるだけで数値が変わる機種もあるため注意する．

補液速度の確認

①処方された補液速度になっているか確認します．
②オンラインHDFでは，補液（濾過）により膜劣化が生じるとアルブミン漏出が高まる場合があります．膜劣化が生じるとTMPが上昇するので，このような場合は，補液速度を下げて対応することがあります．

抗凝固薬の注入速度・注入量の確認

①抗凝固薬の注入速度が初期設定した速度になっているか確認します．
②抗凝固薬が予定どおり注入されているか，残量を確認します．

● 抗凝固薬のシリンジが正しく装着されていなかったり，注入開始ボタンを押し忘れていたりすると，予定通り注入されていない場合がある．
● また，治療時間を延長する場合は新しい抗凝固薬のシリンジに交換する．交換した後，注入開始ボタンを押し忘れないようにする．

透析液濃度と透析液流量の確認

透析液濃度と透析液流量が正しい値になっているか確認します．

治療中の薬剤投与

治療中に薬剤投与が指示されている場合，持続注入が必要であれば輸液ポンプやシリンジポンプを準備します．

治療中の薬剤投与は，透析性を考慮して静脈側から行います．また，透析性のない薬剤は開始時から投与し，透析性がある薬剤は治療後半または治療後に投与します．薬剤の透析性は分子量やタンパク結合率の違いにより異なります．アミノ酸製剤は分子量が小さく透析により20％程度除去されるため，治療後半から1時間かけてゆっくり投与します．

動脈側から投与する薬剤には輸血製剤があります．輸血製剤はバッグ内で赤血球の一部が破壊されて高カリウムとなるため，カリウムを透析により除去したうえで投与する必要があるためです．カリウム溶液の投与は一般的に禁忌ですが，医師の指示があるときは注入速度を慎重に確認し，注入速度と血流速度から血中カリウム濃度を算出して安全に行う必要があります．

● 滴下型輸液ポンプは脂肪乳剤やアミノ酸製剤，濃グリセリン溶液など粘性の高い薬剤では実注入量が少なくなるため，定期的な残量確認が必要である．

薬剤を取り付けたあと，注入ラインが開放されているか確認します．また，薬剤ごとに投与速度が異なるため，注入速度設定のエラー（とくに桁の間違い）は重大な事故につながります．各現場のマニュアルをもとに，必ず呼称確認とダブルチェックを行いましょう．

その他のケア・指導

透析中には傷の処置やフットケア，生活指導なども行います．

患者が納得して透析治療が受けられるよう，看護専門職として正しい情報を提供し，患者の意思決定を支援していくことが重要です．患者をトータルでアセスメントし支援していくためには，日ごろの体重管理・内服管理・食事管理・生活状況・価値観などを把握する必要があります．

そして，多職種と情報共有しながら患者に合った食事指導や，生活指導をしていきます．

　食事管理が十分にできていない患者を非難したり，看護師の意見を押し付けたりするのではなく，まずは患者の話を聞き入れ，患者自身が達成できる目標を少しずつ立案し，導いていきます（フットケア・栄養指導はp.208 〜 216, p.199 〜 207を参照）.

　また，患者だけでなく家族への指導も重要です．積極的にコミュニケーションをはかり，不安や悩みに耳を傾けるようにします．また，患者や家族の負担を軽減するために，社会資源の情報提供も行います（詳細は第6章 7. 社会資源の活用（p.232 〜 242）をご確認ください）.

5. 透析終了時の観察とケア

Check

- 目標除水量と透析時間に達したら，体外循環している血液を患者の体内に戻す「返血操作」を行い，返血終了後に「抜針操作」を行って透析を終了します．

- 抜針後，血腫の形成やシャント閉塞に注意して，スリルが確認できる程度の圧力で完全な止血を行い，出血や腫脹のないことを確認します．

- その後，患者の状態を観察し，バイタルサイン，シャント音，ダイアライザや血液回路内の残血状況，体重測定などを行い，異常がみられたら医師の指示に従って適切な処置を行います．

透析終了

　患者に透析治療が終了したことを告げ，自動測定された血圧を伝えます．
　このとき，血圧が高い場合には頭側挙上させ，返血時に返血流速を下げます．低い場合には，仰臥位で返血を行った後に再度測定し，抜針してよいか判断します．
　返血終了後，ダイアライザや血液回路内に残血などの異常がないか確認をします．

返血操作

　目標除水量と透析時間に達したら，体外循環している血液（ダイアライザと血液回路内の血液）を患者の体内に返す返血操作を行います．全自動透析装置では，目標除水量と透析時間に達すると自動で返血操作に入ります．
　原則として，抜針を行う者と介助者2名で行うのが望ましいですが，全自動透析装置を使用している場合は一人で行ってもよいとされています．
　返血操作を行う際は，事前に手指衛生を行いディスポーザブル手袋，プラスチックエプロン，サージカルマスク，ゴーグルあるいはフェイスシールドを装着します（図1）．

a．物品　　　　　　　　　　　　　　　b．装着

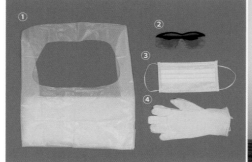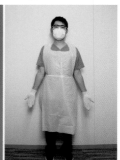

図1 ● 返血操作時の感染対策
①エプロン，②ゴーグル，③マスク，④ディスポーザブル手袋

返血直前の確認

①返血直前には処方された透析時間，目標除水量に達しているか確認します．
②返血前に薬剤投与や採血を処方される場合があります．

- 返血操作に入る前に，処方されている薬液を投与します．
- 採血の指示がある場合は，溶血を避けるため，血流速度を50mL/minに下げ，動脈血液回路の採血ポートからゆっくり採血します．

③返血直前に血圧測定を行います．

返血時の注意点

　返血操作に入る前に透析中に行う輸液・輸血は終えるようにします．

　複数の患者の返血操作を同時に担当せず，担当した患者の返血操作は開始から終了まで担当した職員で行います．また，返血操作中は他の作業は行わず，患者の傍を離れないようにしましょう．

　返血中の操作は，透析装置の静脈圧計，透析液圧計，気泡検知器など，すべての検知警報装置が機能している状態で行い，血流量を50 〜 100mL/minに設定します．

抜針

　返血終了後，血圧に問題がなければ抜針します（**図2**）．

　抜針時には，針と血液回路の固定テープを慎重に取り除きます．穿刺部被覆保護材（チューシャバン™）の上にガーゼを軽く当て抜針し，血管を圧迫します．

　抜針する順番は決まっていませんが，静脈

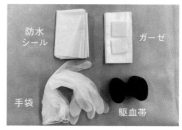

図2 ● 抜針準備物品

穿刺部から抜針すると圧力が加わり，動脈穿刺部から出血しやすくなります．反対に動脈穿刺部から抜針すれば出血しにくくなります．そのため，穿刺部位や止血状況（止血ベルト使用，患者自身での止血など），止血時間などを考慮し抜針します．

Point
● 高齢者など皮膚の弱い患者が多いため，皮膚剥離などを起こさないようゆっくり剥がす．また，慌ててテープを剥がすと誤って針が抜けてしまうこともあるため，慎重に剥がす．

止血

止血時間や止血時の圧力は，バスキュラーアクセスの種類や血管の状態により異なります．基本はスリルが確認できる程度の圧力が望ましく，止血時間の目安は自己血管内シャント（AVF）では5～10分程度，人工血管内シャント（AVG）では10～15分程度，表在化動脈では20～30分程度です．止血時間が延長した場合は原因を明らかにして適切に対処しましょう（**表1**）．

通常，穿刺針は角度をつけて穿刺するため，皮膚と血管の穿刺孔にずれが生じます．そのため，1本の指で押さえると血管穿刺孔をとらえられず，皮下に血液が漏れ血腫を形成することがあり，穿刺孔のずれを意識して2本の指で押さえる必要があります（**図3**）．

略語

AVF
自己血管内シャント：
arteriovenous fistula

AVG
人工血管内シャント：
arteriovenous graft

第3章 血液透析の実際

表1 ● 止血時間の延長原因と対処法

延長原因	対処法
止血部位をしっかり圧迫できていない（ずれている）	適切な穿刺部位の圧迫
同一部位への穿刺による皮膚の脆弱化	穿刺部位を考慮
狭窄による血管内圧の上昇	造影検査を施行し必要に応じて手術
吻合部付近への穿刺	穿刺部位を考慮
高血圧	主治医と相談し基礎体重や降圧薬の検討
抗凝固薬の過剰投与	臨床工学技士と相談し適正量への変更
凝固能の異常	主治医と相談し採血や内服薬の調整

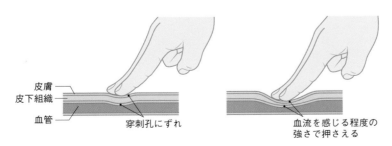

図3 ● 止血方法
血管と皮膚の針穴は位置がずれているので2本の指で両穴を押さえる．

自己止血または用手圧迫は拍動を感じながら止血ができるため，安全で確実です．止血ミスは血腫の形成やシャント閉塞などの原因となりかねないため，完全な止血とシャント血流の保持が大切となります．

止血の確認は，ゆっくりとガーゼを離して，漏血や腫脹がないことを確認します．

その後，スリルの確認とシャント音の聴取を行います．再出血予防のために止血ベルトを巻いたまま帰宅する患者に対しては，帰宅後必ず止血ベルトをはずすよう説明します．

透析終了後の観察と注意点

透析終了後は，患者の状態を観察します．患者になんらかの状態変化がみられ，処置が必要と判断された場合は医師の指示に従って適切な処置をします．

また，バイタルサイン，シャント音，ダイアライザや血液回路内の残血状況および体重の確認を行い記録します．

糖尿病の透析患者が起こしやすい起立性低血圧は，自律神経障害により末梢血管抵抗が増加せず，交感神経反応が刺激されることが原因となり，臥位から座位，あるいは立位になったときに生じます．そのため，離床の際に転倒する危険性があり，治療後の血圧測定の結果によっては，頭側挙上，端座位にして注意深く観察します．

血圧が安定していても倦怠感が強い場合は，車椅子を利用します．

終了時の体重測定時もふらつきがないか確認し，手すりをしっかり握ってもらいましょう（**図4**）．

体重測定後，体重の実測値とコンソールの除水量が目標体重と大きな差がないか確認します．誤差が生じた場合，体重測定時の服装や測定方法また，治療中の輸液などが間違いなく行われているか確認し，過除水・除水不足の場合は医師に報告し，指示を仰ぎます．

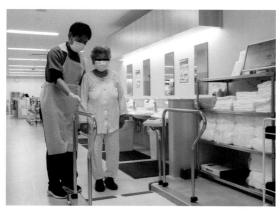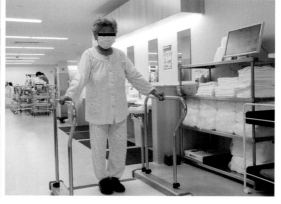

図4 ● 透析後の体重測定

廃棄・清掃（図5）

　患者退室後，血液回収後の血液回路やダイアライザなど，使用した物品を片付けます．

　次にベッドメイキング・環境整備を行います．ベッド柵やチェアベッドの環境表面およびコンソールの外装は透析終了ごとに適切な消毒薬を用いて清拭します．

a．廃棄ゴミ箱

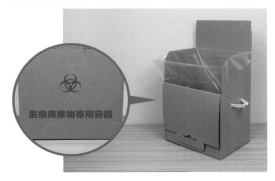

b．回路廃棄

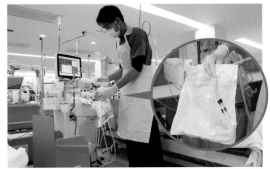

c．ベッドメイキング

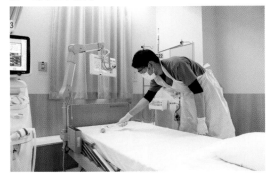

図5 ● 透析終了後の清掃

第3章　血液透析の実際

6. 透析一時離脱時のケア

- トイレ排泄などにより透析治療を一時的に中断し，患者が透析装置・回路から離脱することを透析一時離脱といいます．

- 除水による起立性低血圧，排泄後の血圧低下，抜針による出血などの危険が伴うため，必ず2人による確実な手技を心がけるとともに，患者に十分に説明し協力を得る必要があります．

- 排泄の有無や性状を確認したのち車いすで移動し，体重の再測定を行い残りの透析時間と除水量を再設定し，回路を再接続して透析を再開します．

透析一時離脱とは

　透析の一時離脱とは，トイレ排泄などにより透析治療を一時的に中断し，患者が透析装置・回路から離脱することをいいます．

　健常者であっても4時間あまりのあいだには，当然トイレに行きたくなることがあります．患者にしても，排便コントロールが良好なときばかりとはかぎりません．そこで，患者の身体状況に問題がなければ，尊厳を保つ意味でも透析を一時離脱して，トイレで排泄する場合があります．また，透析の残り時間がわずかであれば，透析を終了してトイレに行くという選択肢もあります．

　一時離脱は，除水による循環血液量の減少や起立性低血圧，排泄後の副交感神経活性化による血圧低下，また留置針の抜針による出血など，危険が伴う援助でもあります．

　トイレ離脱を安全に実施するためには確実な手技が必要です．

　また，患者にも危険性を説明し，排泄動作の際，抜針予防のために動きを最小限にするよう協力を得る必要があります．

一時離脱時の注意点

　便意を覚えた患者は一刻も早くトイレに駆け込みたいものです．しかし，血圧低下を起こし便意を訴えている患者もいるため，バイタルサインの確認，顔色や患者の反応を確認し，一時離脱が可能かを判断します．

　また，血圧が良好であっても，排便に伴う自律神経反射により著しい血圧低下を生じることがあります．そのため，離脱前に補液を実施する場合があります．

一時離脱・再開の手順

必要物品（図1）

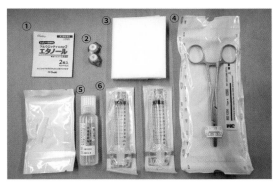

図1 ● 必要物品
①アルコール綿，②穿刺針端のキャップ，③防水シーツ，
④鉗子，⑤滅菌連結管，⑥生理食塩水入り10mLシリンジ（2本）

一時離脱の手順

　必ず2人で，以下の手順で行います．

①患者のバイタルサインを確認して，トイレへの移動の可否を判断します．

②透析中断操作に必要な物品を用意します．

③透析運転を停止します．

④排泄に伴う血圧低下を考慮し，血圧に問題がなくても100〜200mLの補液を実施する場合があります．

⑤血液ポンプを停止し，血液回路と穿刺針を鉗子でクランプし，血液回路を分離します．

⑥血液回路の動脈側・静脈側血液回路を滅菌連結管で接続し，クランプを開放し循環を開始します．

 Point 血液が固まらないように血液ポンプを100mL/minで回す．

⑦生理食塩水で，穿刺針内を充填しキャップで確実にロックします．

⑧穿刺針は離脱しないように新しいテープでしっかり固定し防水シーツで覆います．

⑨移動は血圧低下や転倒のリスクを考慮して車いすを利用します．

⑩トイレに行く前に体重測定を行い記録します．

Check out
the video below!

一時離脱の手順

離脱中の注意点

　患者にトイレの鍵はかけないように指示します．また，定期的にトイレ内の患者に声をかけ，状態を確認しましょう．

　スタッフはトイレの近くで待機し，患者の急変にいち早く気づけるように対応します．

透析再開の手順

Check out
the video below!

透析再開の手順

①排泄の有無，性状の確認をします．
②車いすにて移動し再度体重測定を行い，残りの透析時間と除水量を計算し除水を再設定します．
③血液ポンプを停止して血液回路・穿刺針をクランプし，穿刺針側の血液の逆流をシリンジで確認し，体外循環の再開が可能か確認します．
④穿刺針，血液回路が凝血していないか確認した後，動脈側・静脈側血液回路を穿刺針側に再接続します．
⑤血圧を測定し透析を再開します．
⑥患者から離れる前に，透析の運転・血液流量・除水の設定などをダブルチェックし，離れることを患者に伝えます．

7. 周術期看護－手術決定から退院，通院へ

Check

● 透析室看護師は，手術前後の精神的，身体的につらい時期でも透析をやめることができない患者に寄り添い，納得して手術を受け入れることができるよう十分に話し合う必要があります．

● 術前は検査と麻酔科受診により手術可能な状態であるかを判断し，術後は抗凝固薬や除水量などの透析条件の変更がある場合には十分に説明し，患者の不安を和らげるよう努めます．

● 自宅退院により通院透析が困難となる場合には，多職種と協働し介護認定の申請や福祉の利用を検討するなど，チーム医療で患者をサポートするための情報共有が重要です．

周術期看護について

　日本手術看護学会は，周術期看護について「患者，家族が手術を決定したときから，手術室へ入室し，手術の準備から術中，手術を終えて，手術室を退室し，手術侵襲から回復するまでのプロセスに関わる看護とする」と定義しています[1]．

　周術期は患者や家族が手術を決定したときから始まり，入院し手術が行われ，回復して退院し，通院治療が行われるまで，執刀医だけでなく多くのスタッフがかかわっています（**図1**）．したがって，周術期は専門職種が得意な分野を大いに発揮できる状況だといえます．

　そのなかでも看護師は，生活面・精神面などのケアにおいて，患者とどのようにかかわっていったらよいかを常に考えて行動しなければなりません．

　手術前後の精神的，身体的につらい時期でも患者は透析をやめることができません．

　そばにいる看護師が患者に寄り添い，手術を納得して受け入れることができるように十分に話し合いましょう．

第３章　血液透析の実際

121

① 外科外来受診

- 術前検査を外来にて実施
- 手術説明（家族を含む）

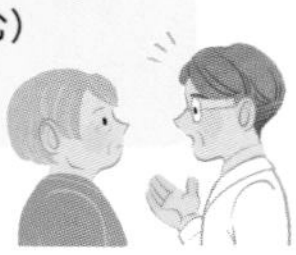

② 手術決定 入院・手術説明

- 定期内服薬の確認
- 既往疾患確認
- 麻酔科外来受診
- 歯科受診
- 入院，手術オリエンテーション

③ 透析

- 抗凝固薬の確認
- 除水量の確認
- 術後の透析スケジュール確認

④ 入院・透析

- 病棟オリエンテーション
- 手術同意書確認
- 手術必要物品確認
- 透析の実施

⑤ 手術

- 病棟からの申し送り
- 手術の実施
- 手術室からの申し送り

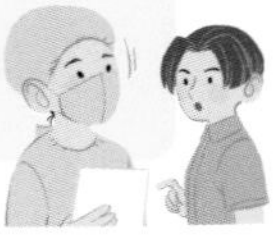

⑥ 術後帰室

- 術後の観察
- 術後検査
  （採血やレントゲンなど）

⑦ 透析

- 抗凝固薬の変更
- 虚血にならないよう除水量の確認

⑧ 離床

- 食事開始
- 歩行訓練などのリハビリ

⑨ 透析

- 7）に引き続き確認

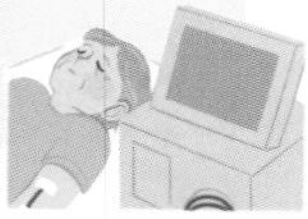

⑩ 入院経過

- シャワー浴／入浴確認
- 創部処置
- 退院指導
- 透析条件最終確認

⑪ 退院

- 家族指導
- 通院先に状況報告

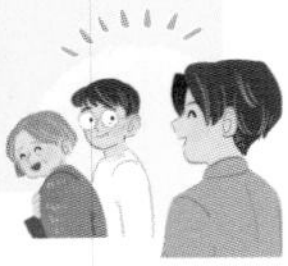

⑫ 通院

- 透析条件変更確認
- 除水，抗凝固薬変更に注意
- 疼痛，発熱，創部確認

図1 ● 周術期看護の流れ

透析室看護師としての役割

　透析室看護師として，"透析患者は透析をしているだけでもハイリスクな状況であること"を考慮しなければなりません．手術は通常より体に負荷がかかるため，注意深く患者を観察する必要があります．手術後の透析治療中に血圧低下など悪影響が出ることも少なくありません．

　このようなことから，患者は「手術後に安全に透析を受けることができるのだろうか？」と精神的に不安定になることがあります．そのほかに，「透析中に傷が痛まないか？」「透析を休むことはできないのか？」など，患者の心理状態をさらに不安定にさせてしまうさまざまな問題があります．

手術前

　少しでもリスクを減らし安全に安心して手術にのぞむことができるように，手術前に循環器系をはじめとした検査を実施し，かつ麻酔科外来を受診することで，手術に対応できる状況かどうかを判断できます．透析患者では，手術の影響がその後の透析治療に及ぶことから，手術前検査と麻酔科外来の受診は合併症の多い透析患者にはとても重要で，とくに侵襲性が高い全身麻酔下の手術を受ける方は麻酔科と相談することが手術成功への第一歩となると考えます．

　また，手術室看護師による手術前訪問がない場合は，手術室での名前の確認など手術室入室から退室までの流れを前もって伝えておくとイメージしやすくなるため，不安の軽減につながり手術に対する受け入れも良好になると考えます．

手術当日

　手術前は患者の緊張をほぐすように声かけをしましょう．申し送りは，通常の申し送りのほかに，透析シフト・最終透析・シャント（左右）・カテーテル類の有無を伝える必要性があります．

　腹膜透析患者の場合も同様となるが，血液透析の併用の有無・最終排液などが追加されるため注意する．

手術後の透析

　状況に応じて透析条件を変更する可能性があるため確認が必要です．

　まず，透析治療で使用される抗凝固薬（ヘパリンなど）は，透析中の回路の凝固を予防するために必要となる薬剤ですが，使用により出血傾向となり創部に影響が出てしまうことがあるため注意が必要です．半減期が短く，少しで

も影響が出にくい薬剤への変更や使用しているヘパリンなどの減量をお奨めします.

透析回路に持続注入されているヘパリンナトリウムの代用薬として，ナファモスタットメシル酸塩や低分子ヘパリンなどが推奨されるが，手術の状況や出血の程度などから，執刀医だけでなく透析担当医師・腎臓内科医師，ダイアライザの特殊性も考慮することから臨床工学技士などとも相談し，総合的に判断するとよい.

抗凝固薬を変更した場合，出血量や創部の状況に応じて使用回数を確認することを忘れないようにしましょう. また，状況に応じて1回のみの変更とはかぎらないので注意しましょう.

次に，出血以外にも侵襲性が高い循環器系の手術などでは血圧低下などが起こることが予測されるため，虚血状態にならないよう除水量の調節が必要となります. このとき，ドライウェイト（DW）に合わせるのでなく，手術後のバイタルサインや創痛の状況に応じて除水設定を調節することがあります.

除水量をDWよりも多く残している場合は，溢水にならないように呼吸状態の十分な観察が必要です.

また，創痛時は我慢しすぎると迷走神経反射により血圧低下や徐脈を引き起こすことがあります. 鎮痛薬の最終の使用時間を把握し，指示内容を確認しておくとよいでしょう.

周術期看護のポイントはチーム医療！

前項でもお話ししましたが，これまでと異なる透析条件になることで患者さんの不安は一層大きなものとなると思います. 手術前に手術内容の説明をするときのように，なぜ透析条件の変更が必要なのかを十分説明をし，納得していただくことが不安を和らげるコツとなります.

また手術内容によっては，手術後の日常生活の変更を余儀なくされることも考えなくてはいけません. 下肢切断などでは自宅退院となることで通院透析しにくくなるケースも出てくることでしょう. ストーマ造設などで環境が変わることもあります. 透析室看護師だけでなく，認定看護師やメディカルソーシャルワーカーとも相談し，介護認定の申請や福祉の利用を検討することで手術前に近い状況での生活が可能となることもありますし，訪問看護師などの援助を受けながら生活することもできます. もちろん「自宅での日常生活に支障があれば」施設入所も検討しなくてはなりません.

手術後の環境変化から排便コントロールがうまくいかない場合は，栄養士には食事内容の調整を，薬剤師には下剤等の調節をお願いすることでうまくコントロールできることがあります.

このようなことから，手術成功の鍵は，手術決定から退院・透析通院までを，

多職種のスタッフとともに総合的に支援することだと思います．そのためには
カンファランスの開催などにより情報を共有することが重要です（**図2**）．

　そのなかで透析室看護師は，退院後どのようにすれば，患者がよりよい透析
治療を受けられるかを考えるうえで重要な役割を果たします．チーム医療で患
者をサポートできるようにかかわることが大切です．

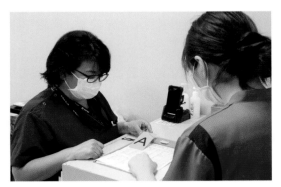

図2 ● カンファランスによる情報の共有

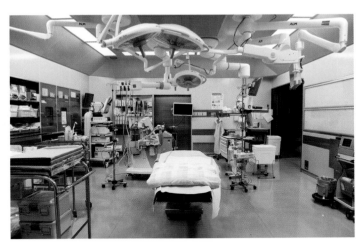

手術室の様子

第3章 血液透析の実際

引用・参考文献

1. 日本手術看護学会：日本手術看護学会としての「周術期看護」ことばの定義
   https://www.jona.gr.jp/gakkai_09.htmlより2021年10月21検索
2. 山下茂樹：周術期看護はじめの一歩．p.146，照林社，2019

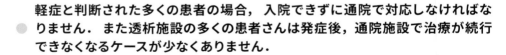

8. COVID-19感染症患者の透析管理

Check

● 軽症と判断された多くの患者の場合，入院できずに通院で対応しなければなりません．また透析施設の多くの患者さんは発症後，通院施設で治療が続行できなくなるケースが少なくありません．

● COVID-19感染対策には十分な対応が必要となるため，患者を受け入れるにあたり特別な準備が必要です．

● COVID-19治療による個室隔離は感染対策上必要ですが，患者自身にとっては，孤独感など精神的に不安定になりやすい環境となることを理解しましょう．

はじめに

略語

SARS-CoV-2
重症呼吸器症候群
(SARS)コロナウイルス
2：severe acute respi-
ratory syndrome co-
ronavirus 2

COVID-19
新型コロナウイルス感
染症：coronavirus di-
sease 2019

　2019年12月，新種のコロナウイルスであるSARS-CoV-2による新型コロナウイルス感染症（COVID-19）が中華人民共和国湖北省武漢市において確認されました．わが国では，2020年1月に初めて感染が確認され，透析患者の感染者数も3月下旬より増加し，同年11月には主要都市をはじめ全国的に入院病床が逼迫したため，とくに透析患者の受け入れが困難となりました．

　軽症と判断された多くの患者の場合，入院できずに通院で対応しなければなりません．また透析施設の多くの患者は発症後，通院施設で治療が続行できなくなるケースが少なくありません．

　実際，透析患者は発症7～10日目頃に急激に病状が悪化する傾向にありますので，外来で対応し続けるのがむずかしく，入院が必要となるケースが多い状況です．

　わが国の透析施設での感染対策は，日本透析医会による「透析施設における標準的な透析操作と感染予防に関するガイドライン」[1]に基づいて行われます．

> ①更衣室など共有空間を利用することが多いため曝露する可能性が高い
> ②透析施設では集団で治療を受け入れている
> ③治療の開始に伴い近距離で患者とかかわることが多い

　などの理由から，COVID-19感染対策には十分な対応が必要となります．以上のことより，患者さんを受け入れるにあたり特別な準備が必要です．

Clinical Nursing Skills ｜ Dialysis Nursing

感染対策（表1）

表1 ● COVID-19の感染対策

職員
• 日々の健康管理
• 標準予防策，感染経路別予防策の徹底
• 正しい手指衛生，適切な個人防護具の選択・個人防護具の着脱方法
• 高頻度に不特定多数が接触する箇所の清拭消毒実施
• 感染区域と非感染区域の間に，個人防護具を脱衣する準感染領域の設定
• 専用物品の配置 　体温計，聴診器，血圧計，パルスオキシメータなどの専用物品を配置
• 休憩時間，休憩場所の分散，会話はマスク着用のうえ最低限が望ましい，休憩室の換気の実施

患者
• 健康観察（自宅で発熱等体調不良がある場合，来院しないよう依頼）
• 家族，および関係者にCOVID-19陽性（または疑い）者が発生した場合，来院前にクリニックへ連絡依頼
• 施設入口にサーモグラフィカメラを設置（体温測定・確認の常態化）
• 待合エリア，食堂，更衣，炭酸泉室等のソーシャルディスタンスの確保
• マスク非着用での入室禁止
• COVID-19感染が疑われるケースは，感染ルームで隔離透析を実施する

　COVID-19感染は，咳や痰による飛沫感染だけでなく接触感染も考えられることから，隔離入院ならびに隔離透析が必要となります．

　一般病棟で隔離して透析室に移動することは不可能であると考えられるため，可能なかぎりCOVID-19専用病棟にするか，病棟の一部を使用する場合は完全に出入口などを分けるなど動線を区別する必要があります．

　筆者の施設では，入室滞在時間の短縮を目的として，各病室に遠隔モニターを配置しています（**図1**）．

　さらに，個人用防護具（PPE）物品と着脱方法の訓練を行いましょう．

　PPE物品はサージカルマスク・N95マスク・キャップ・ゴーグル・フェイスシールド・袖付きエプロンとし，正しく装着しているか確認できる鏡を設置します（**図2**）．着脱方法については十分に訓練を行い，曝露して感染しないよう心がけましょう．

　また，感染の拡大を防ぐために病棟内をゾーニングすることが重要となります．その内訳は，

　① **レッドゾーン**：病室やCOVID-19陽性患者が滞在する区域
　② **イエローゾーン**：PPEの脱衣等を行う準清潔区域
　③ **グリーンゾーン**：ナースステーション・清潔な区域

となります．

略語

PPE
個人用防護具：personal protective equipment

第3章 血液透析の実際

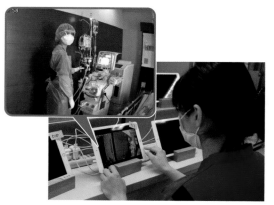

図1 ● 遠隔モニターで確認を行う看護師

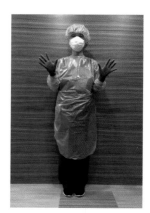

図2 ● 個人用防護具の着用

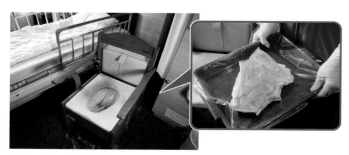

図3 ● 蓋つきの簡易トイレ

　入室する手順は，グリーンゾーンでPPEを装着し，イエローゾーンを通りレッドゾーンの患者さんのもとに出向き，退室する手順は，レッドゾーンでアウター手袋を脱ぎ，イエローゾーンで脱衣して手指消毒後，グリーンゾーンに移動する，ということになります．

　この手順を遵守して行動することが重要です．

　基本的に室内での生活となりますので，室内にトイレがない場合には簡易トイレを設置しましょう．トイレは消臭と感染対策が可能な，排泄物をクローズできるものをお奨めします（図3）．

入院時確認事項

①症状発症日およびCOVID-19陽性確定日

②透析条件（透析シフト）：最終透析し入院後に行われる透析開始日を決定します．

③持込物品は必要最小限とし，面会禁止となることを理解していただきましょう．

④病院までの来院方法と入院説明ができるよう付き添い者を依頼します.

⑤管轄保健所からの指示内容を確認し情報を共有しましょう.

⑥連絡先（入院受け入れ日時の連絡先）：受け入れ時間の調整のために必要となります.

透析治療中のポイント

- 十分に換気が行われていることが重要です．さらに陰圧装置を設置することで，より効果的な換気が可能になると思います（図4）.

- 治療に必要な物品は袋などにまとめて入れ，一度に搬送できるようにしておくとよいでしょう.

- 体重測定は室内で行います．通常の体重計でもよいのですが，患者の状態によって臥床状態のまま測定できるリフトスケールなどを使用しなければならないことがあります．患者の状況を考慮して対応しましょう.

- PPEを装着していることで表情がわかりづらく，スタッフと患者とのコミュニケーションがとりにくくなることがあるため，患者にわかるよう，こまめに声かけをしていきますが，可能なかぎり顔を近づけないよう注意を払い，必要に応じて筆談などを行う物品の準備をしておくとよいでしょう.

- 透析中の入室は1時間ごとに行うチェックのときのみとし，滞在時間は極力短くすることをお奨めします．アラームや患者の訴えは遠隔装置により確認し対応するとよいでしょう.

- 長時間滞在する必要性がある場合には，交代要員を配置することを検討しましょう.

- 透析治療に使用した回路などのごみは，室内に設置したバイオハザードボックスに廃棄します.

Point　バイオハザードボックスはプラスチック製のものが望ましく，レッドゾーンからイエローゾーンへ移動する際は必ず消毒を行う.

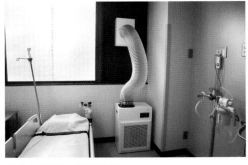

図4 ● 病室内の陰圧装置

第3章 血液透析の実際

- 止血はベルトを利用して行うと，止血するまでの間に回路の片付けなどができ滞在時間の短縮が可能となるため，お奨めします．
- 個室隔離透析が不可能な場合には，カーテンや衝立などで仕切る空間的な隔離か時間的な隔離により対応します（図5）

おわりに

透析患者は容態が急変する確率が高いので，観察を十分に行うことが重要です．

シャント閉塞を起こしてもすぐに手術することができず，透析用カテーテルを留置して治療することになり患者には大きな負担がかかります．

また，COVID-19治療による個室隔離は感染対策上必要ですが，患者自身にとっては，孤独感など精神的に不安定になりやすい環境となることを理解しましょう．遠隔装置などの活用を考慮に入れながら患者と十分なコミュニケーションをとれるよう心がけ，少しでも不安を取り除けるよう配慮することが看護師の大切な役割だと思います．

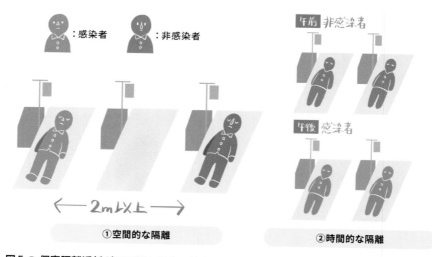

図5 ● 個室隔離透析が不可能な場合の対応：空間的な隔離と時間的な隔離
（日本透析医学会：新型コロナウイルス感染症に対する透析施設での対応について（第5報），p.9，令和2年10月8日より引用）

引用・参考文献

1. 日本透析医会「透析施設における標準的な透析操作と感染予防に関するガイドライン」改訂に向けたワーキンググループ：透析施設における標準的な透析操作と感染予防に関するガイドライン（五訂版），令和2年4月30日
http://www.touseki-ikai.or.jp/htm/07_manual/doc/20200430_infection%20control_guideline.pdf（2021年10月22日検索）

9. 透析患者の運動療法

多くの透析患者の体力は健常人の半分程度であるため，筋量・筋力を維持・向上することでADLやQOLを高め，転倒予防や生命予後の改善につながる運動療法の有用性が高まっています．

非透析日の活動量を増やすことが重要ですが，活動量の不足，ふらつきや転倒など日常生活での不安を感じる場合には，透析治療中に透析施設で実施する運動療法が推奨されます．

対象者のリストアップと身体機能評価を的確に行い，実施法に留意して安全性の確保をはかるとともに，変化しやすい透析患者の体調に合わせた運動量の調整を行うなど，きめ細かい配慮が必要です．

透析患者に対する運動療法の必要性

透析患者の多くは，体力が健常人の半分程度であり[1]，それに伴い日常生活動作（ADL）が低下しています．

透析患者のADLの特徴として，動作は「できる」ものの，自覚的に「困難さ」を強く感じながら生活を送られる方が多い[2]ことに加え，透析治療4～5時間の安静，透析後の倦怠感も伴い，1日をとおして活動量は低くなってしまいます．

これらの要因により，透析患者の活動量は健常人の半分程度であり，意識的に身体を動かさなければ適切な活動量を維持することは困難な状況といえます．

身体活動量は予後とも関連し，非透析日の歩行動作以上の強さの身体活動時間が1日50分よりも少ない透析患者は生命予後が悪く[3]，歩行能力も低下しやすい[4]ことが報告されています．

透析患者の筋量・筋力

透析患者の筋量・筋力の低下は，不活動による廃用性の筋萎縮のみならず，透析患者独特の質的な問題が生じることで起こります．透析患者の骨格筋変性には低栄養や慢性炎症が強く関与しており，食事によるタンパク質の制限，透析液中へのアミノ酸の喪失，インスリン抵抗性や成長ホルモン（GH），インスリン様成長因子1（IGF-1）の低下，ミオスタチンの増加，炎症やアシドーシスなどの要因が複雑に絡み合って，筋タンパクの分解（異化）が亢進し，合成（同化）が抑制されることが骨格筋減少の要因となっています．骨格筋量・筋力の低下

略語

ADL
日常生活動作：activities of daily living

GH
成長ホルモン：growth hormone

IGF-1
インスリン様成長因子1：insulin-like growth factor 1

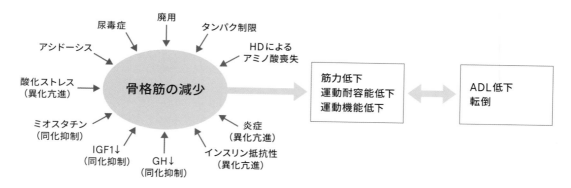

図1 ● 血液透析患者における骨格筋減少の要因

は，運動機能を著しく低下させADLを制限し，運動機能をさらに低下させるという悪循環を形成します（**図1**）.

　このような問題に加え，透析導入年齢の高齢化が年々進んでいることからも，健康状態の維持・向上を目的とした運動療法の重要性が高まっています.

透析治療中の運動療法

　透析患者のADLや運動機能を向上させるためには，非透析日の活動量を増やすことを第一に考えるべきですが，活動量が十分でない場合や，ふらつきや転倒など日常生活での不安を感じる場合は，透析治療中に実施する運動療法が推奨されます.

　透析施設においては，健康運動指導士や理学療法士など，運動療法を専門とする職種が常駐していない割合が高いため「運動療法を行いたくても行えない」という声が多く聞かれますが，実際は看護師主体で運動療法を開始することも可能です．透析運動療法を普及するためにも，これからは看護師の活躍が期待されます.

透析治療中の運動療法のメリット

　透析治療中に行う運動は時間の有効活用になりますが，期待される効果は他にもあります．医療職種の監視下で行えるため，安全性が確保できる点や，筋力増強など運動療法により生じる乳酸を透析液が緩衝してくれるため，代謝性アシドーシスの影響も少なくなる点，そして何より透析とセットで運動を行うことで運動が習慣化しやすい，という点など，さまざまなメリットがあります（**表1**）．そして，透析中の運動に関するシステマティックレビューにおいて，運動耐容能の改善のみならず，透析効率や抗うつ効果，身体的QOLについても有意に改善したと報告されています[5].

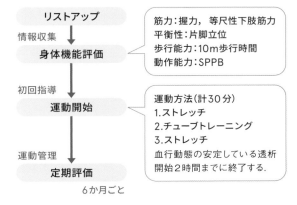

表1 ● 透析中に行う運動療法のメリット

- 医療職種の監視下にて安全に行える
- 透析開始後は心不全が改善し安全に行える
- 運動による乳酸が透析液で緩衝される
- 週3日の透析日に行うため，習慣化しやすい
- 透析除去効率が高まる

図2 ● 透析運動療法の流れ

偕行会グループでの透析治療中の運動療法の取り組み

　当グループでは2012年から透析治療中の運動療法を開始しました．運動療法はグループ内の全外来透析施設（21施設）で実施しており，これまでに1,378名（2021年7月20日現在）の方が透析治療中の運動療法を開始しています．

　運動療法を開始するまでの手順として，まずは対象患者のリストアップ，身体機能評価を行った後に運動療法の開始となります（**図2**）．

対象者のリストアップ・身体機能評価

リスク面における適応基準

　透析患者に対する運動療法を実施する場合，まず運動に対する安全性の確保が優先されます．合併症を有する場合は，十分に病態を把握したうえで運動の適否を判断する必要があります（**表2**）．

必要性に関する適応基準

　どの程度の身体機能に対し運動療法が必要かという点については，「腎臓リハビリテーションガイドライン」による透析患者に対する身体機能と身体活動量の評価および運動療法・指導のフローチャートを参考にします（**図3**）．身体機能に対する適応を判断するためにも，必要な身体機能評価を実施する必要があるため，ここでは身体機能評価の実施方法と併せて説明します．

　まずは快適歩行速度，あるいは簡易身体能力バッテリー（SPPB）で移動能力の評価を行います．快適歩行速度は，対象者自身が歩行する際に自らが好ましいと感じて選択している速度であり，1.0 m/秒よりも遅い場合は移動能力低下となります．SPPBは，立位バランステスト，歩行テスト，椅子立ち上がりテス

略語

SPPB
簡易身体能力バッテリー：short physical performance battery

第3章　血液透析の実際

133

表2 ● 透析患者に対する運動療法の禁忌

- 不安定狭心症
- 心不全の増悪
- 運動で誘発される心筋虚血
- 手術適応のある重症弁膜症
- 運動誘発性の不整脈
- コントロールされていない尿毒症状態
- 運動制限のある整形外科的疾患
- コントロールされていない高血圧
- 糖尿病性網膜症
- 運動の同意が得られない患者

（森山善文：血液透析患者に対するレジスタンストレーニング.
医工学治療 26（3）：172-175，2014を参考に作成）

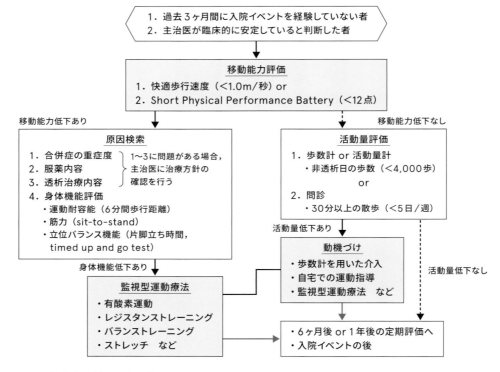

図3 ● 透析患者に対する身体機能と身体活動量の評価および運動療法・指導のフローチャート
（日本腎臓リハビリテーション学会：腎臓リハビリテーションガイドライン. p.38，南江堂，2019より引用）

トの3つの下位項目で構成され，各項目0〜4点，合計0〜12点に得点化され
ます（**図4**）．立位バランステストは，閉脚立位，セミタンデム立位，タンデム
立位を10秒間保持可能か計測します．歩行テストは快適歩行で4mの歩行時間
を計測します．椅子立ち上がりテストは40cmの背もたれ付きの椅子を用いて最
大努力下で5回立ち座りに要する時間を計測します．

　SPPBが12点未満の場合，移動能力低下となります．またSPPBは，透析期
CKD患者の転倒リスク因子とされ，筆者らの検討結果でも8点未満の透析患者

略語

CKD
慢性腎臓病：chronic
kidney disease

SPPBの実施内容 ➡ バランステスト，歩行テスト，椅子立ち上がりテストの3つを測定．

①立位バランステスト

秒	閉脚立位 （点）	セミタンデム （点）	タンデム （点）
10	1	1	2
3〜9	0	0	1
0〜2	0	0	0

②歩行テスト（4m）

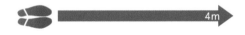

秒	＜4.82	4.82〜 6.2	6.21〜 8.7	＞8.71	実施困難
点	4	3	2	1	0

③椅子立ち上がりテスト（40cmの背もたれ付きの椅子）

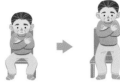

移動能力低下のカットオフ値＜12点

①〜③の合計点数/12点満点

秒	＜11.19	11.2〜 13.69	13.7〜 16.69	16.7〜 60	60秒以上 または実施困難
点	4	3	2	1	0

図4 ● Short Physical Performance Battery（SPPB）

は，11点以上の患者と比較し2.41倍転倒しやすいことがわかっています（HR＝2.41，p＝0.02，Log rank test p＝0.021）[6]．

　移動能力低下を認めた場合には，その原因検索を行います．身体機能以外の要因を認めた場合には，それらの是正を優先する必要がありますが，身体機能低下が移動能力低下の主な要因である場合は，監視型運動療法の適応となります．

　身体機能評価には，快適歩行速度，SPPB以外にもさまざまな評価指標があり，身体機能低下を判別するために，指標ごとにカットオフ値が設けられています（表3）．代表的な評価である，最大歩行速度とSPPBの評価方法について，動画で示します．

　看護師主体で運動療法を行う場合，すべての評価を行う必要はなく，可能な評価のみ選定して実施しましょう．快適歩行速度や握力は検査に慣れていない場合でも比較的容易に実施できます．

　移動能力低下を認めない場合は，身体活動量に着目します．身体活動量低下を認めた場合は，動機づけとして，非監視型あるいは監視型の運動療法を開始し，身体活動量低下を認めない場合については経過観察とします．

Check out
the video below!

身体機能評価
（提供：（株）三和化学研
究所）

第3章 血液透析の実際

表3 ● 身体機能評価

握力（男性＜26kg，女性＜18kg）
利き手で測定．人差し指の第2関節が90度になるようにグリップ幅を調節する．
開眼片脚立ち（＜5秒）
両手を腰に当てた状態で片脚を5cm程度上げ立位姿勢を保持する．上げる足は任意で決め，最長60秒測定．
快適歩行速度（＜1.0m/秒）
測定区間の前後に1mの助走路を設け，測定区間5mの歩行速度を計測する
6分間歩行距離（＜300m）
運動耐容能（歩行中の持久力）を評価する．直接30mの直線距離を最大努力で6分間歩行し続け，何往復できるかを記録．
5回立ち上がりテスト（＞14.5秒）
椅子に座り腕を組んだままできるだけ速く立つ→座るを5回くり返し，要した時間を計測する．

（　　）身体機能低下のカットオフ値

（日本腎臓リハビリテーション学会：腎臓リハビリテーションガイドライン．p.39，南江堂，2019を参考に作成）

運動療法の開始

略語

RT
レジスタンストレーニング：resistance training

　透析中に行う運動療法の一般的な流れは，準備運動としてストレッチを行い，その後，筋力トレーニング（レジスタンストレーニング：RT），有酸素運動などを行い，最後に整理運動としてストレッチを行います．

　ストレッチは下肢の筋肉を中心に行い，シャント側の腕は使わないようにします（図5）．

　有酸素運動はベッド上で行うバイク運動が一般的です．負荷量可変式タイプのバイクを用いることが効果的ですが，身体機能が低下している患者や運動意欲が低い患者には，ペダルを電動アシストしながら行える電動型タイプや，軽量で低負荷の簡易タイプなどを用います（図6）．いずれも寝ながら実施するこ

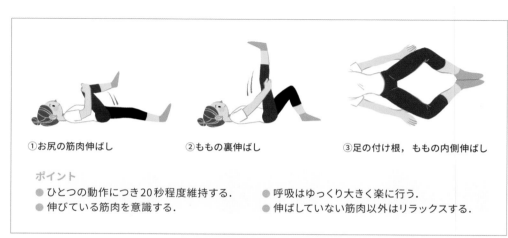

①お尻の筋肉伸ばし　　②ももの裏伸ばし　　③足の付け根，ももの内側伸ばし

ポイント
● ひとつの動作につき20秒程度維持する．　　● 呼吸はゆっくり大きく楽に行う．
● 伸びている筋肉を意識する．　　● 伸ばしていない筋肉以外はリラックスする．

図5 ● ストレッチ（準備体操，整理体操）

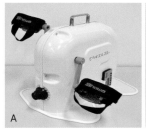
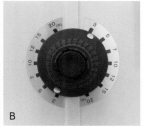
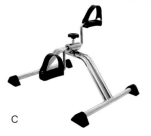
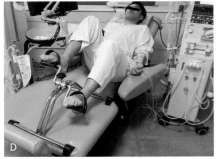

図6 ● 透析中のエルゴメータ運動
A: 負荷量可変式タイプ（昭和電機株式会社製, てらすエルゴⅡ）.
B: 低負荷タイプてらすエルゴ（昭和電機株式会社）の負荷調整部分. 3Wから20Wを7段階で定量的に調整可能.
C: 軽量タイプ（カワムラサイクル社製, KH2）. ペダル間のネジを回すことでペダルの重さを変えられる.
D: 透析中のエルゴメータ運動の様子.

6	
7	非常に楽である（Very, very light）
8	
9	かなり楽である（Very light）
10	
11	楽である（Fairly light）
12	
13	ややきつい（Somewhat hard）
14	
15	きつい（Hard）
16	
17	かなりきつい（Very hard）
18	
19	非常にきつい（Very, very hard）
20	

この範囲になるように運動強度を設定する

図7 ● Borg scale

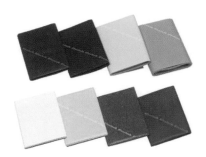

図8 ● レジスタンストレーニング用エラスティックチューブ
色によって強度が設定されている.

とが可能で, 透析前半に1時間以内で行います. 運動強度の目安は, 自覚的運動負担度（Borg scale）が11（楽である）～13（ややきつい）の範囲になるように強度設定を行います（**図7**）.

RTは, 個々の筋力に合わせた適切な強度の運動用ゴムチューブを用いて行います（**図8**）.

第**3**章 血液透析の実際

137

略語

SLR
下肢伸展挙上：strait
leg raising

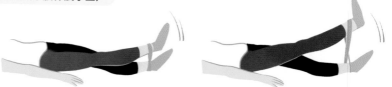

SLR（下肢伸展挙上）

膝をしっかりと伸ばした状態で，下肢全体を棒のように挙上させる．このとき，足先を膝に引き
寄せるように力を入れると良い．

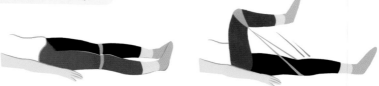

ヒップフレクション

一側の大腿部を，膝と股関節を曲げながら体幹(臍)へ引き寄せる．このとき，対側の下肢は完全
に伸ばしておく．
股関節前面の付け根にある筋の収縮を意識する．

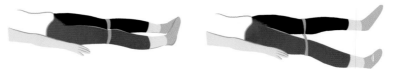

ヒップアブダクション

膝をしっかりと伸ばした状態で，股関節を外転(側方へ開く)させる．殿部の外側，大腿の外側
に力が入るように意識する．
足を開いたときにつま先を内側に向けるように意識する．

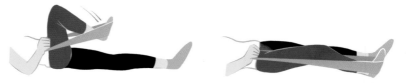

レッグプレス

シャントでない側の手でチューブを持ち，足の裏にチューブをかける．膝を曲げた状態から開始し，
ゆっくりと膝を伸ばしていく．膝を曲げるタイミングでは息を吸い，膝を伸ばすときは息を吐きます．

図9 ● 透析中のレジスタンストレーニング

Check out
the video below!

透析中の運動療法
(提供：(株)三和化学研
究所)

　実際の運動方法は**図9**に示すとおり，下肢を中心としてRTを行います．
　身体的負担が強い場合は，体力や身体機能に合わせて実施します．とくに身
体機能レベルが低い患者や運動に対する意欲が低い患者に対しては，運動に
伴う関節障害や継続意欲の低下を防ぐためにも緩徐に漸増していくようにし
ます．

効果判定

　一定期間運動療法を継続した患者には，効果判定のためにも身体機能評価を定期的に実施することが望まれます．得られた効果は患者自身にフィードバックを行うことで運動意欲の向上にもつながります．また，効果が不十分な場合は運動プログラムの再考を行うことが重要となります．

　評価方法は，運動療法開始前に行った身体機能評価と同様の内容で実施します．

　透析中運動療法を6か月間継続した306例（平均年齢70歳）の効果について筆者らが行った調査結果では，下肢筋力およびSPPBの項目で有意な改善を認めました（p＜0.001）[7]．主観的な変化としても，全体の約8割の患者がなんらかの効果を感じていることがわかりました（表4）．

表4 ● 透析中運動療法　6か月間継続後の自覚的変化
全体の77%（202例/263例）の患者がなんらかの自覚的な改善を認識

透析時間が短く感じる	22%	フラツキが改善した	12.9%
下肢の筋力がついた	21.7%	透析中の血圧が安定した	12.7%
歩く距離が伸びた	20.9%	息切れしにくくなった	9.9%
食事がおいしくなった	19.4%	透析が楽になった	6.1%
階段が楽になった	16%	痛みが改善した	5.7%
体調が良くなった	15%	下肢のむずむず感が改善した	3%
疲れにくくなった	14%	下肢の冷えが改善した	2.7%
透析中に下肢がつらなくなった	13.7%		

その他のコメント
「つまずかなくなった」，「良く眠れるようになった」，「歩くのが速くなった」，「足が軽くなった」　など．

最後に

　透析患者の予後やQOLを改善させるために，筋量・筋力の維持・向上は非常に重要です．筋力を向上させることがADLやQOLを高め，転倒予防や予後の改善につながるため，透析患者に対する運動療法の有用性は高いと考えられます．

　運動にはさまざまな効果がある反面，やり方に注意し安全性を確保する必要もあります．とくに透析患者はコンディションが変化しやすいため，体調に合わせて運動量を調整することが重要となります．また，運動の効果はすぐには現れないので，今日明日のためではなく将来の自分のためという長期的な目標をもって取り組むことが重要です．

　生涯にわたり自立した生活を送るためにも，より多くの透析患者に対し運動療法の普及が望まれます．より多くの透析施設で運動療法を普及するためにも，透析看護にかかわる看護師の今後の活躍が期待されます．

引用・参考文献

1.　松嶋哲哉ほか：血液透析時と非透析時の運動療法．腎臓33（3）：190-194, 2011
2.　小澤哲也ほか：維持血液透析患者に対する自覚的困難さに注目した移動動作評価表の信頼性と妥当性の検討．理学療法学37（1）：9-16, 2010
3.　Matsuzawa R et al：Habitual physical activity measured by accelerometer and survival in maintenance hemodialysis patients. Clin J Am Soc Nephrol 7（12）：2010-2016, 2012
4.　Kutsuna T et al：Physical activity is necessary to prevent deterioration of the walking ability of patients undergoing maintenance hemodialysis. Ther Apher Dial 14（2）：193-200, 2010
5.　Pu J et al：Efficacy and safety of intradialytic exercise haemodialysis patients: a systematic review and meta-analysis. BMJ Open 9（1）：e020633, 2019
6.　河野健一ほか：透析関連低血圧とShort Physical Performance Battery（SPPB）の低下は透析患者の転倒の強いリスク因子である．透析会誌48（11）：635-641, 2015
7.　Moriyama Y et al：The association between six month intra-dialytic resistance training and muscle strength or physical performance in patients with maintenance hemodialysis .BMC Nephrol 20：172, 2019

第 4 章

透析中の患者の症状トラブルとケア

Contents

1. 身体症状のトラブルとケア

Check

- 透析中に遭遇することが多い身体症状のトラブルとして，血圧低下，不整脈，出血，脚攣り，アレルギー，不均衡症候群などがあげられます．

- 起こりうるトラブルを予測し早期発見に努めることで，迅速で的確な処置につなげることが可能となります．

- とくに血液低下は生命予後に大きく影響を及ぼすことがあるため可能なかぎり予防に努め，患者の既往歴を把握し注意して観察することが重要です．

　本項では透析中に遭遇する機会が多い血圧低下，不整脈，出血，脚攣り，アレルギー，不均衡症候群について解説します．起こり得るトラブルを予測することで，異常の早期発見と対処が可能となります．

血圧低下

　除水による血圧低下は，透析中のトラブルのなかでもっとも多くみられます．

　透析中の急激な血圧低下や透析後の起立性低血圧は，生命予後に影響する危険因子であるといわれているため，透析中の血圧低下の予防が重要となります．

　透析中の急激な血圧低下とは，日本透析医学会のガイドラインによると「収縮期血圧が20mmHg以上あるいは症状を伴って平均血圧が10mmHg以上低下する場合」と定義されています[1]．

　血圧低下は，心拍出量の減少と末梢血管抵抗の上昇障害によって起こります．

　血圧とは，心拍出量（CO）と全末梢血管抵抗（TPR）のバランスにより決まります（**図1**）．

略語

CO
心拍出量：cardiac output

TPR
全末梢血管抵抗：total peripheral resistance

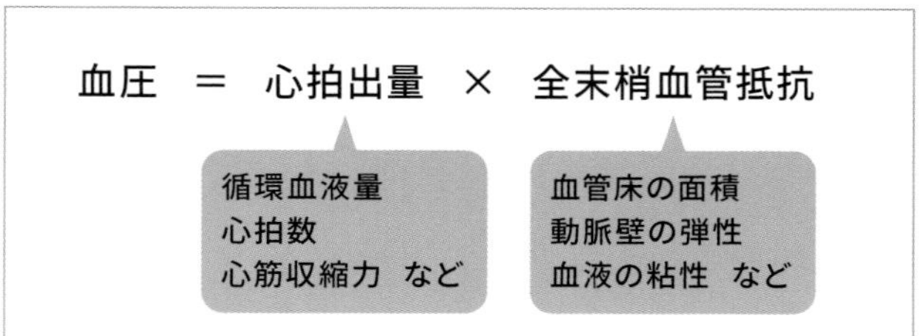

$$血圧 ＝ 心拍出量 × 全末梢血管抵抗$$

循環血液量	血管床の面積
心拍数	動脈壁の弾性
心筋収縮力　など	血液の粘性　など

図1 ● 血圧と心拍出量，全末梢血管抵抗の関係

　通常は循環血液量が減少すると，それ以外の血圧構成因子の代償により血圧を維持しますが，透析患者の多くは高齢，糖尿病，貧血，弁膜症や冠動脈疾患による心機能低下があるため，透析時の除水による循環血液量減少時にその代償機能が得られず，血圧は低下してしまいます．

透析中の血圧低下の原因

急速な除水によるもの

　透析による除水では血管内の血漿成分から水分が引き出されます．除水により循環血漿量が減ると，血漿浸透圧が高くなり，血漿再充填（プラズマリフィリング）の原理で，間質，細胞内から血管内に水が順次移動するため，循環血漿量は維持されますが，除水速度が早すぎてプラズマリフィリングの速度が追いつかない場合は循環血漿量が減少したままとなり血圧は低下します（図2）．

　低栄養状態では血中アルブミン値が低いため，血管内の膠質浸透圧（タンパク質が水を引き付ける力）も低く，血漿浸透圧が上がりにくい状態となり，プラズマリフィリングの速度が遅くなります．

ドライウエイト（DW）の下方設定

　低すぎるDWでは，DWの時点で体液量が適正以下の状態であるため，除水にてDWに近づくと血管内に除水できる水がないため血圧は低下します．

出血

　透析中の多量失血は循環血液量の減少となり血圧が低下します．体内での少量ずつの出血により貧血が亢進すると，血液の粘稠度が低下し末梢血管抵抗が低下するため，血圧が低下しやすくなります．

略語

DW
ドライウエイト：dry weight

第4章 透析中の患者の症状トラブルとケア

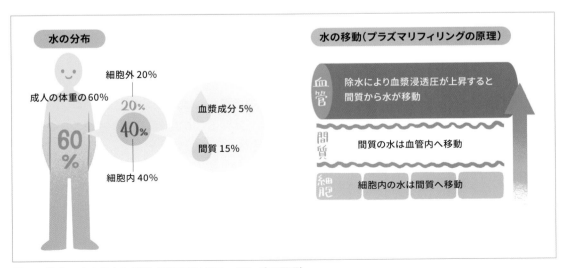

図2 ● 体内の水の分布と移動（プラズマリフィリングの原理）

透析液の温度

透析液が37℃前後では透析中に深部体温が上昇するため，血管が拡張し末梢血管抵抗が低下することにより血圧が低下しやすくなります．

透析中の摂食によるもの

消化管に食物が入ると，消化を行うために消化管の副交感神経が優位に働き，末梢血管が拡張することで血圧が低下することがあります．

酢酸不耐症（透析液に含まれる場合）

酢酸には末梢血管拡張，心機能抑制作用があります．酢酸は肝臓で代謝されるため，肝障害のある患者に使用した場合，体内における酢酸の代謝が間に合わず，酢酸不耐症を起こし血圧が低下します．無酢酸の透析液と酢酸が含まれる透析液があるため注意が必要です．

透析機材によるもの

透析膜，透析回路などの生体不適合により血圧が低下することがあります．

アナフィラキシーショック

透析で使用する薬剤や透析機材（透析回路，穿刺針），透析膜などの溶出物に対するアレルギー反応の症状としてみられることがあります．

除水設定間違いによるもの

体重測定間違いや計算間違いが原因で実際の体重増加分より余分の除水を行ってしまったことで，循環血漿量の減少をきたし血圧が低下します．

● 着ている衣類が申告されているものと同じか，体重計に何かあたっていないかを確認すること，計算間違いや設定間違いがないか，必ず他者によるダブルチェックを行うことが重要である．

不整脈によるもの

透析中に頻脈性不整脈（発作性心房細動/粗動，発作性上室頻拍，心室頻拍）を起こすと，心拍出量が減少し血圧は低下します．

降圧薬によるもの

透析患者の多くは，高血圧，心不全，心房細動に対する治療として降圧薬やβ遮断薬の内服をしており，その作用が原因で透析中に血圧が低下することがあります．

症状

- 便意（「トイレに行きたい」と訴える）：循環血液量の低下による消化管の虚血によるものと考えられます.
- 欠伸（眠いと訴えずにただ欠伸をしている状況）：意識レベル低下に伴い，呼吸が弱くなり酸欠状態になっているため大きな呼吸（欠伸）をして酸素を取り入れようとします.
- 顔色不良，冷感：末消組織への血液供給不足により現れます.
- 冷汗：交感神経が過度に緊張するために現れます.
- 意識レベル低下：脳循環が低下するために起こります.
- 頻脈：1回心拍出量が減少するため回数で補います.
- 末梢動脈触知不可：心拍出量の低下により末梢動脈への血流が減少します.
- 胸痛：血圧低下時に胸痛を伴っている場合は冠動脈疾患を疑います.

 ● 糖尿病の患者の場合は神経障害により痛みを感じにくく，症状が乏しいことがあるため，患者の既往症を把握し注意して観察することが必要である.

対応策

血圧が低下し，さらにショック状態のときは何よりも早く大きな声でスタッフの応援を呼びます. そのうえで，以下の処置を速やかに行います.

- 声掛け：意識の有無を確認します.
- 脈拍触知：橈骨動脈が触知できなければ収縮期血圧が90mmHg以下だと予測します.
- 一時除水停止：意識があれば10〜15分間ほど停止し，循環血漿量の回復を待ちます.
- 下肢挙上：脚攣りの原因となるうえ，末梢動脈疾患がある場合は，下肢血行障害を助長するため注意が必要です.
- 急速補液：意識レベル低下を伴う著明な血圧低下時や症状を伴う血圧低下時はただちに補液を100mL行い，症状の改善が乏しいときは追加で100mL補液します（補液しても昇圧しない場合や意識レベルが戻らない場合は透析を中止し返血する）.
- 窒息・誤嚥予防：嘔吐時は体を横に向けて吐物による窒息，誤嚥を予防します.
- 酸素投与：低肺機能患者の場合は慎重に行う必要があります.
- 12誘導心電図：補液しても速やかな昇圧がなく，胸痛を伴う場合は冠動脈疾患を疑い，また血圧低下の原因が不整脈の場合もあるため鑑別が必要です.

 ● 患者の既往症を把握しておくことが重要である.

予防策

除水による血圧低下を予防するためには患者個々の透析1回あたりの安全な除水量を把握することが必要です.

安全な除水量を決めるときに何を基準にするのか，血圧が下がらない除水の方法などについて考えます.

適正な速度で除水を行う

日本透析医学会のガイドラインでは，平均除水速度は「15L/kg/時間以下が望ましい」とされていますが[1]，心機能が低下している冠動脈疾患，末梢血管抵抗が低下している動脈硬化や自律神経障害などの疾患を有する場合，透析により血圧が低下しやすいため，最大時間除水速度をそれよりも低く設定するほうが安全です.

【適正な速度で除水を行うためのポイント】
①除水速度の評価：1)直近の除水実績，終了体重，DW，血中アルブミン濃度や，過去の透析記録からの実績で除水速度を決めます．2)過去の除水量と血圧値の経歴から除水限界量が判明した場合は除水制限をかけます．3)循環血漿量のモニタリング（クリットラインなど）を行いながら除水します．
②透析1回での総除水量が多すぎないようにします．
週末までにDWまでの除水が達成するように除水計画を立てます．
③段階除水：水の移動は電解質やグルコースによる浸透圧の差でも行われ，それらの血中濃度が高いと水は血管内に入ってきやすいため，透析前半の電解質やグルコースが高めの間に多く除水し，後半に減らすという除水速度を2段階に分ける方法があります．
④水過剰であるにもかかわらず，除水困難な場合は血液濾過もしくは血液透析濾過に切り替えたり，体外限外濾過（ECUM）を併用します．
⑤除水速度を緩やかにするため，透析時間を延長します．

15分ごとの血圧測定

透析中は30分ごとに血圧測定を行いますが血圧低値のときは15分ごとに測定します.

透析液温を下げる

患者体温を開始時の体温より下げることで効果が期待できます.

略語
ECUM
体外限外濾過：extra-corporeal ultrafiltration method

貧血の是正

日本透析学会のガイドラインではHb10.0g/dL以上，Ht30％以上を目標とします[1]．

昇圧薬の使用

心臓収縮力の増大を目的に，エチレフリン塩酸塩などを投与する場合があります．糖尿病による自律神経機能障害が原因として考えられる場合，末梢血管収縮作用があるドロキシドパ，アメジニウムメチル硫酸塩などの経口昇圧薬の投与が有効な場合があります．

高ナトリウム透析

グリセオール点滴液，10％塩化ナトリウム注射液を投与すると血管内の浸透圧が高くなるため，細胞内の水が血管内へ移動し血漿量が保持できます．

心機能評価

心臓超音波検査にて心室収縮能（左室駆出率の正常値は60％以上）の把握や弁膜症の有無を確認します．

循環器内科の受診

冠動脈疾患や心不全治療が必要な場合は循環器内科の受診を勧めます．

降圧薬の選択，内服量・時間の変更，透析日の朝の内服は避ける

血圧の管理は降圧剤よりDWでの調整を優先しますが降圧薬の種類や目的によっては服用しておいたほうがよい薬もあります．

ドライウエイト（DW）の適正化

透析後「帰ってから疲れて寝ている」「脚がよく攣る」などの訴えが聞かれる時はDWがきつくなっていると考えられます．

人は肥ったり，痩せたりと体重は日々変動するため，患者の訴えを聞きながら実情に合わせていくことが重要です．

DWとは，「体液量が適正で，透析中に過度の血圧低下を生ずることなく，かつ長期的にも心血管系への負担が少ない体重」とされています．DW設定時には，血圧が正常に安定し，浮腫がなくCTRが50％以下で，肺水腫や心嚢液の貯留がないことが基本ですが，年齢や心疾患の有無を考慮して決める必要があります．

【DW設定時に指標となる検査】

①透析後ヒト心房性ナトリウム利尿ペプチド（HANP）：心房圧による心房筋の伸展によって分泌が刺激されるため，心房負荷や循環血漿量の程度がわかり

略語

CTR
心胸郭比：cardiothoracic ratio

HANP
ヒト心房性ナトリウム利尿ペプチド：human atrial natriuretic peptide

ます.

　［透析患者基準値：25 〜 100pg/mL］

②透析後BNP（脳性ナトリウム利尿ペプチド）：心室肥大，心筋虚血などの心室負荷によって分泌が刺激されるため，心不全の診断，重症度の評価に有用です.

　［透析患者基準値：150 〜 200pg/mL］

③心エコーでの評価：下大静脈径20mm以下を目標とします.

患者指導：『塩分＝体重増加』

　日本透析医学会のガイドラインでは「最大透析間隔日の体重増加は6％未満が望ましい」とされています[1].

【体重増加の考え方】

①エネルギー摂取により筋肉・脂肪が付く→太る→1週間や月，年単位で増える
　➡DWの増加

②塩分摂取により飲水する→水太り→2 〜 3日で急激に増える➡水貯留

　患者は「体重が増えすぎ＝食べ過ぎ」と考えてしまうことが多く，増えないように摂食量を減らしてしまうと，エネルギー不足で痩せてしまい栄養障害に陥ってしまいます.

　そのため，「塩分＝体重増加」の理解を深める指導をします.

　体内の塩分の濃度は一定に保たれています.塩分を摂り過ぎると体内の塩分濃度が上がり「のどが渇き」，塩分濃度を下げるために水を摂取します.透析患者は無尿の人が多く，摂取した水が体内に貯留してしまい，体重増加となります.

　血清Na濃度が140mEq/Lの人は塩8 gで水1Lと考えます.

　8gの塩を摂取すると1Lの水を飲んでNa濃度を140mEq/Lに保つことになります.

　塩分摂取量＝体重増加量×8 g/透析間となり，体重増加量で塩分摂取量がわかります.そのため，「何を食べたか」ではなく「何gの塩を摂取しているか」に重点を置いて聞き取りをします.

　日本透析医学会のガイドラインでは「食塩摂取6g/日未満を原則とするが，尿量，身体活動度，体格，栄養状態，透析間体重増加を考慮して適宜調整する」とされています[1].

　塩分を控えすぎて「まずくて食べられない」ことも低栄養などの問題を引き起こすため，調理方法の工夫など栄養士による指導を行います.「薄味に慣れること」が重要ですが，人により薄味と感じる閾値が異なることを理解しておく必要があります.

不整脈

　慢性維持透析患者は高血圧や動脈硬化，弁膜症などの基礎疾患により，心

不全の状態になっていることが多く，心房細動をもつ割合も多いといわれています．

　実際に透析中に症状が現れた際の12誘導心電図でも，頻脈性心房細動の波形（心房の各部分の無秩序な電気的興奮により心房筋が細かく震え心電図上にP波がみられない）をみる場合が多いです．

不整脈の種類

- 徐脈性：洞不全症候群・房室ブロック
- 頻脈性：心室期外収縮・心室頻脈・心室細動・上室性期外収縮・WPW症候群・心房細動・粗動があります．

原因

- 透析によるカリウム，カルシウム量の変化や，除水による循環血漿量の減少に伴い，交感神経が活性化され，心拍数が増加し不整脈が起こりやすくなります．
- 透析による急激なカリウムの低下は心室性期外収縮や発作性心房細動を誘発させるため，カリウムの高値はよくないですが，低過ぎるのも問題です（血清カリウム値3mEq/L以下は要注意とされています）．

透析中のこんなとき不整脈を疑おう

- 「空咳が出る」「胸が何かおかしい，重い」などの訴えがあるとき
- 血圧が低下したとき
- 透析中突然頻脈や徐脈となったとき
- 自動血圧計で血圧が測定不可となったとき：自動血圧計で血圧測定時の拍動音の間隔が一定でない，1拍空いているなどで不整脈がわかります．そのため，周囲の音には常に気を配りましょう．
- 顔色不良が見られたとき

Point
● 不整脈が疑われたら脈拍を実測し確認することが重要である．

不整脈が出ているとわかったら

- 一時除水停止
- 血圧測定
- 12誘導心電図
- ECGモニター装着
- 低酸素時は酸素投与を行う場合がありますが，低肺機能の患者は注意が必要です．

略語

WPW症候群
ウォルフ・パーキンソン・ホワイト症候群：Wolff-Parkinson-White syndrome

ECG
心電図：electrocardiogram

VT
心室頻拍：ventricular tachycardia

Vf
心室細動：ventricular fibrillation

- 心室頻拍（VT）や心室細動（Vf）が起きたときは速やかに除細動の準備をします.

● 植込み型の除細動器やペースメーカが装着されている患者への使用には注意が必要である.

- 24時間心電図検査の準備をします.
- 症状があり不整脈が治らない場合は循環器内科へ紹介します.

対応策

透析患者は薬物排泄経路や血行動態への影響から，抗不整脈薬の選択肢が制限されるため，管理が困難な場合があります．基本的には循環器内科の医師に指示を仰ぎます.

ワルファリンの投与

心房細動による血栓症予防に対し，投与した方が有益であると判断された場合に行われます.

PT-INR値を定期的に測定し，PT-INRを2.0未満に維持するように服用量を調節します.

抗不整脈薬の投与

血中濃度の測定が必要です.

β遮断薬の投与

心機能低下を伴う頻脈性心房細動に対し投与されることがあります.

カテーテルアブレーション（経皮的心筋焼灼術）治療

不整脈発生部位を焼灼する治療法で，循環器内科にて行われます.

ペースメーカ留置

徐脈性不整脈で失神発作がある場合に行います.

植込み型除細動器（ICD）

頻脈性致死的不整脈に対し行います.

ジギタリス製剤投与

心筋細胞内のカルシウムイオン濃度を高め心筋の収縮力を増大する作用があり，心房細動治療に使われますが，腎排泄型薬剤のため，透析患者に投与する

略語

PT-INR
プロトロンビン時間-国際標準化比：pro-thro-mbin time-international normalized ratio

ICD
植込み型除細動器：implantable cardioverter defibrillator

とジギタリス中毒を起こすおそれがあるため注意が必要です.

出血

透析中の出血には透析回路系の出血と患者の体に起こる出血があります.

体に起こる出血

外観では確認できない場所の出血は患者からの申告で発見することができますが,自分から申告しない患者もいるため,日頃から上手に聞き出すコミュニケーション能力と「何かいつもと違うな？」と細かな変化に気づく観察力が必要です.

出血が疑われた場合は,血液検査にてヘモグロビン値低下,カリウム値上昇がないか調べます.

消化管出血

「便の色が黒っぽい,お尻から血が出た」「胃が痛い」などの訴えがあったときは出血を疑い医師に報告します.

内視鏡検査で生検を受けたことがある,ポリープ切除などの予定があるなど,患者の既往症や検査の予定を把握しておくことも大切です.

脳出血

来院時はいつもと変わりがなく,そのままヘパリン透析を行ってしまい,後から脳内で出血が広がり重篤になる場合があります.脳出血を防ぐためには,前回の透析後から今回の透析の間に起こった出来事を,透析開始までに情報収集することが大切です.高齢患者には家族と透析スタッフ間での連絡ノートを作成し,自宅での様子を家族に記録してもらい,透析開始前に必ず読んで確認することも大切です.

眼底出血

透析患者は糖尿病から糖尿病性網膜症を合併していることが多いです.

目がおかしい,かすむ,ゆがんで見える,視野が欠ける,黒い点がみえる,何かが飛んでいるなどの訴えがあった場合は眼科受診を促します.

鼻出血

鼻腔の外に流れてくる出血と咽喉に流れ込んでいる出血があります.開始時は止血されていてもヘパリンを使用したことで再度出血することがあります.

カテーテル穿刺部からの出血

　心臓カテーテル検査などで鼠径部から動脈穿刺した場合は隠れた場所であるため，患者に説明し了解を得たうえで着衣の中を観察し，穿刺部の腫脹，皮下出血の有無，程度を確認します．

- 肉眼的に確認できない箇所での出血が疑われる場合や，多量の出血がみられる場合はヘパリンを使わず，ナファモスタットメシル酸塩に切り替えて透析を行うが，アレルギー症状の発現には十分注意をはらう必要がある．

目にみえる出血

シャント穿刺部からの出血

　穿刺孔の拡大が原因で針と皮膚の隙間からジワジワと出血することがあります．

抜針による出血

- 自己抜針されてしまった（認知症患者はとくに注意が必要）
- スタッフの足に回路が引っかかって抜けてしまった
- テープが剥がれて抜けてしまった

回路からの出血

- 回路の接続部が緩んで血液が漏れ出した
- 薬液注入時にクランプし忘れて血液が噴出した

その他

　自己止血中圧迫している指がずれたり，止血ベルトが緩んだりすることにより出血することがあります．

出血の予防策（図3）

1. 穿刺孔からの出血を防ぐため穿刺箇所の選択をしっかり行います．
   瘤や，皮膚が薄くなっている箇所は避け，前回の穿刺孔より5mmはずらして穿刺するようにします．
2. 針は根元までしっかりと挿入します．
3. 穿刺後は速やかにテープ固定を行います．テープ固定はΩ固定とし，回路を引っ張る力が加わったときに抜けにくくするため，回路は張りつめた状態でなく多少は遊びを持たせて固定します．α固定で針が抜ける方向と拮抗するように固定します（図3a）．ただし，テープは皮膚にしっかりと密着させて固定します．
4. 必要に応じて，シャント部は透明なテープやラップで保護し，回路に触れ

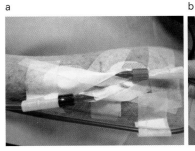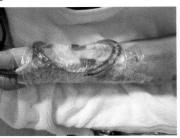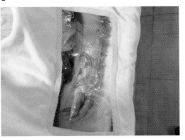

図3 ● 出血への予防策
a：テープ固定，b：シャント部のラップによる保護，c：透明のビニール窓のついた掛け物

ないようにします（**図3b**）．

⑤ シャント肢が常時観察できるように掛け物をしないようにします．どうしても必要であれば薄いタオルを掛けるか，シャント部がみられるように透明のビニール窓のついた掛け物を使用します（**図3c**）．

⑥ 透析中は患者さんにしっかりと回路を握っていてもらいます．

⑦ 回路は床に垂らさないようにします．

⑧ 認知症患者の場合はスタッフの目が届く場所で透析を行います．

⑨ 定期チェック時は回路の接続に緩みがないか確認します．

⑩ 認知機能低下がある患者や高齢患者に対しては抜針後も何度も訪床して観察します．

出血を発見したらすぐに止血する！

患者側

・穿刺孔拡大が原因であれば針の周りに糸を巻き付けて孔を圧迫します．

・抜針による出血であれば，抜針部を圧迫します．

機械側

・ポンプを止める：返血側の針が抜けてしまった場合，機械が停止するまでの間脱血が続くため，ただちに血液ポンプを止めて脱血しないようにします．

Point
● バイタルサインをチェックし，血圧低下があれば補液を行うがショック状態であれば返血する．
● 出血量が多い場合は後日血液検査にて貧血の亢進がないか確認する．
● 必要に応じて輸血を行う場合がある．

脚攣り

循環血液量の低下に伴い局所の血液循環が悪くなり，筋肉に流れる血液量が

減るため筋肉が痙攣している状態です.

　他にも低ナトリウム血症，低カルシウム血症，低マグネシウム血症，L-カルニチンの低下などでも起こります.

原因

- 除水速度が速い
- DWの設定がきつすぎる
- 脚を挙上し過ぎている

対応策

- 除水を一時停止します.
- 急速補液にて循環血漿量を増やします.
- 攣った筋肉を加温し血流を促します（図4）.
- 攣った筋肉の伸展，マッサージにて筋肉をほぐします（図4）.
- 脚をベッドから降ろし血流を促しますが，血圧低下を助長することもあります.
- カルニチン，ナトリウム，カルシウムの補給を行います.
- 芍薬甘草湯などの漢方薬の内服で治まる場合があります.
- 返血後立位になることで徐々に治まる場合があります.
- 血液透析濾過法を考慮します.

● 頻回に脚攣りがみられる場合はDWの再評価を行う.

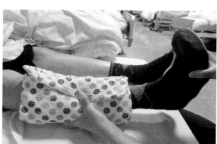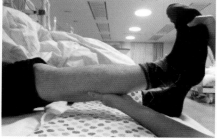

図4 ● 攣った筋肉の加温による血流促進とマッサージ

アレルギー

　血液透析における体外循環時には，血液と透析用機材が直接接触することや，抗凝固薬などの薬剤の注入，透析液からの汚染物質の混入，輸血などにより，アレルギー反応が起こることがあります．

原因

- PAN膜の使用時には血管拡張作用を有するブラジキニンという物質が増加し，ACE阻害薬を併用することで血管拡張作用が増強され血圧が低下します．
- 透析回路や穿刺針と溶出物によるもの
- 透析機材，穿刺針の滅菌に用いられるエチレンオキサイドガスによるもの
  →現在はγ線滅菌または高圧蒸気滅菌が主となっています．
- 薬剤アレルギー：抗凝固薬，赤血球造血刺激因子製剤，鉄剤，ACE阻害薬，抗菌薬などによるもの
  とくにナファモスタットメシル酸塩使用時は注入直後にアナフィラキシーショックを起こし急激な血圧低下がみられることがあります．
- 輸血によるもの

- どのような薬剤もアレルギーの原因になりうるので，常に予測しながら使用することが重要である．

症状

- 皮膚の発疹
- 瘙痒感
- 発熱
- アナフィラキシー症状（血圧低下，喉頭浮腫による呼吸困難感，意識障害など）

対応策

- アナフィラキシーショックを起こしたら医師に報告，場合により返血せずに透析を終了します．
- アドレナリン，ステロイド，抗ヒスタミン薬の投与を行います．
- 重篤な場合は気管内挿管，心肺蘇生が必要となりますので，迅速に救急カートを準備します．
- ダイアライザが原因の場合は，医師と臨床工学技士に相談し膜素材を違うものに交換します．

略語

PAN
ポリアクリロニトリル：polyacrylonitrile

ACE
アンジオテンシン変換酵素：angiotensin-converting enzyme

第4章　透析中の患者の症状トラブルとケア

Point ● 一度アナフィラキシーショックを起こした薬剤は禁忌薬とし，誰にでもわかるように表示し，再度使用しないようにすることが大切である．

不均衡症候群

中枢性と全身性とがあり，とくに透析導入期や透析条件変更時に多くみられる症状です．

原因

中枢性不均衡症候群

透析により体内の水分と細胞外の老廃物は急激に除去されますが，脳や細胞内に蓄積している老廃物は速やかには除去されず，たまったままの状態となっています．そのために細胞外と細胞内には老廃物による浸透圧の較差（不均衡）が生じます．

細胞内の浸透圧が高いと，細胞外の水分が細胞内に引き込まれ，細胞が浮腫んでしまいます．これが脳細胞で起こると，脳が腫れて頭蓋内圧亢進症状として現れます．

全身性不均衡症候群

急激な除水と老廃物の除去による循環血液量の減少が原因で起こります．

症状

- 中枢性不均衡症候群：頭痛，嘔吐，痙攣など
- 全身性不均衡症候群：筋肉の攣りなど

予防策

細胞外と細胞内の老廃物による浸透圧較差を少なくする

- 透析効率を下げる：膜面積の小さい透析膜を使用，頻回短時間透析，血流量を減らすなど．

高張食塩液や高張ブドウ糖液を投与する

細胞外（血液）の浸透圧を高くすることで細胞内への水の引き込みを抑え，循環血漿量の増加を図ります．

対症療法

頭痛薬や制吐薬の投与を行います．

● 患者に「透析すると気持ち悪くなるし，頭が痛くなるから受けたくない」という悪いイメージを与えないことが大切であるため，不均衡症候群に対しては素早い対応が必要となる．
透析中のトラブルを早期発見，対処するために，
• 患者，透析機械，回路に目を向ける
• 周囲の音を聞き逃さない
• 患者に声掛けを行う
などを常に意識して業務にあたることが重要である．

　最後に，本項で述べた治療・薬剤投与や検査などはすべて医師の指示の下で実施してください．

第4章 透析中の患者の症状トラブルとケア

引用・参考文献

1.　日本透析医学会：血液透析患者における心血管合併症の評価と治療に関するガイドライン．透析会誌 44（5）：337-425，2011
2.　大平整爾ほか編：血液透析施行時のトラブルマニュアル，改訂第3版．日本メディカルセンター，2014
3.　椿原美治：マンガでわかる 透析中の血圧低下12のケース．透析ケア 19（9）：16-61，2013
4.　鶴屋和彦：Q&Aでわかる 透析患者の血圧コントロール．透析ケア 23（7）：14-24，2017
5.　長谷川弘紀：トコトン図解で透析患者の血圧を科学する！ 透析ケア 26（10）：10-35，2020
6.　日本透析医学会：慢性透析患者の食事療法基準．透析会誌 47（5）：287-291，2014

2. 機器に関するトラブルとケア

Check

透析治療中に発生する透析用患者監視装置の警報やトラブルへの対応が遅れると，患者の生命を脅かす危険性が高まるため，その原因や意味を理解し，正しい対処方法を習得することが重要です．

発生しやすい主な警報として，静脈圧上限警報，静脈圧下限警報，透析液圧上下限警報，気泡警報，漏血警報などがあり，機器および装置周辺を点検確認し，迅速かつ的確な対処が必要です．

抜針事故は致命的な重大事故になりうるため予防に努め，早期発見への日頃からの配慮が大切です．発見したときはただちに血液ポンプを停止し，抜針部を止血しながら応援スタッフを要請します．

透析治療中の血液回路のなかの血液と透析液の流れを**図1**に示します．

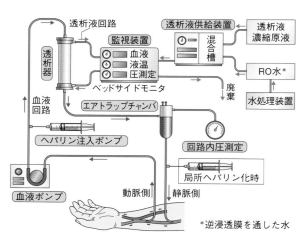

図1 ● 治療中の血液回路図

静脈圧上限警報

静脈側エアトラップチャンバより下流で抵抗が増えたときに発生します．
　警報が作動したら，静脈側血液回路の屈曲やベッド柵への挟み込みがないか周辺を確認します．患者がシャント肢を動かすと静脈側穿刺針が血管壁に接触することがあるので，体動の激しい患者では穿刺針のテープ固定を強化しま

す. 静脈側穿刺針内で凝血している場合は血栓を取り除く針内洗浄を行いますが, 血栓を体内に押し込まないように注意します.

　超音波診断器があれば血管内を可視化することができるので, 穿刺針の留置位置の確認や針先修正に役立ちます. その他に, 静脈側エアトラップチャンバ下部のフィルタは凝血を起こしやすいので生理食塩液で洗浄し凝固の程度を確認します. 凝血が強く治療継続困難であれば血液回路を交換します.

静脈圧下限警報

　脱血不良や静脈側エアトラップチャンバより上流の閉塞で発生するので, 動脈側血液回路を中心に回路の屈曲を確認します. 脱血不良は血液回路のピローの膨らみで評価できます（図2）.

　最近では, 全自動透析装置の普及によりピローがない血液回路もあるので, そのような場合には血液ポンプチューブの膨らみや静脈側エアトラップチャンバ流入部の逆流の有無（図3）で確認します. また, 血液ポンプ出入口の血液回路が拍動様に上下に激しく動いている場合も脱血不良の徴候の1つです.

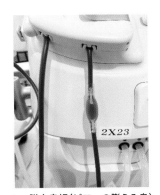 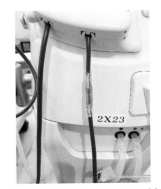

A. 脱血良好（ピローの膨らみ良）　　B. 脱血不良（ピローの膨らみ不良）

図2 ● ピローの膨らみによる脱血不良の評価

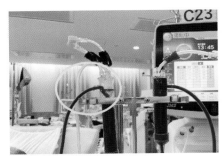 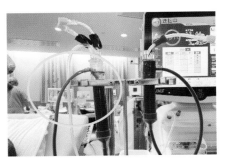

A. 静脈側エアトラップチャンバ逆流なし　　B. 静脈側エアトラップチャンバ逆流あり

図3 ● 静脈側エアトラップチャンバの逆流の有無による脱血不良の評価

脱血不良を見過ごすと血液回路に細かい気泡が析出するとともに，溶血による漏血警報が発生し，血液回路が凝血するため治療継続が困難になります．動脈側エアトラップチャンバやダイアライザが凝血し血液流路の閉塞が起こることがあります．凝血が疑われるのであれば生理食塩液で洗浄し，凝固の程度を確認します．凝血が強く治療継続困難であれば血液回路を交換します．

透析液圧上下限警報

透析液圧はダイアライザの透析液戻口側の圧力を監視します．正常な状態であれば静脈圧と近い値を示すので，警報発生時は静脈圧上下限警報と同じ対応をします．

注意が必要なのは，透析液圧と静脈圧が大きく乖離したときです．静脈圧に比べ透析液圧が高い場合はダイアライザの凝血が疑われます．透析液圧が低い場合は透析用患者監視装置からの液漏れや装置内部の電磁弁の閉鎖不良による過除水が疑われますので装置の点検が必要です．ただし，大量の濾過を行う血液濾過透析や透水性の低いダイアライザを使用したときは，相対的に透析液圧は低い値を示します．

最近では，動脈圧と静脈圧の圧力平均と透析液圧の圧力差を膜間圧力差（TMP）として監視することで濾過による膜負荷の程度が評価できます．とくにオンラインHDFでは膜ごとのTMPとアルブミン漏出量の相関が示され，治療評価の目安にします．透析液圧が高い陰圧になりダイアライザホースに細かい気泡が付着することがありますが，透析液の脱気不良の可能性があるので装置の点検確認をします．

血液回路の凝血

透析中に血液回路の凝血（残血）が疑われる場合は，ダイアライザおよび血液回路内を生理食塩液で洗浄し凝血箇所を確認します（図4）．好発部位は，動静脈側エアトラップチャンバとダイアライザです．

治療の継続が困難であれば，新しい血液回路に交換します．治療ごとに凝血が続くようであれば，抗凝固薬の初回投与量や持続注入量を見直しますが，まれに抗凝固薬の種類を変えることがあります．ダイアライザに強い凝血が認められれば，血小板吸着の少ない膜材質に変更することで改善が期待できます．

その他に発熱や感染時は凝固能の亢進，積層型ダイアライザであるAN69膜は抗凝固薬であるナファモスタットメシル酸塩を吸着し凝血が強くなるので注意します．

略語

TMP
膜間圧力差：transmembrane pressure

HDF
血液濾過透析：hemodiafiltration

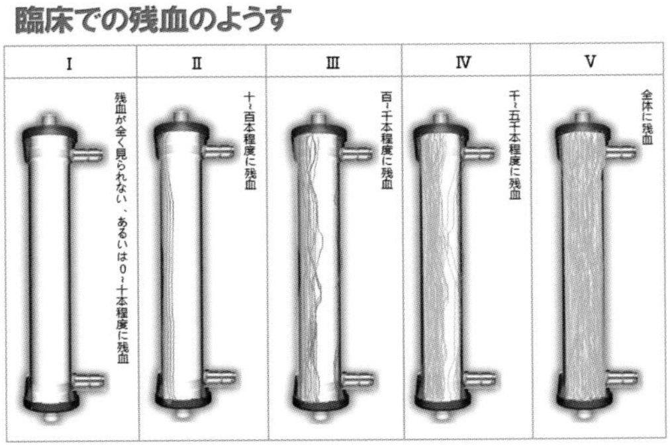

臨床での残血のようす

I	II	III	IV	V
残血が全く見られない，あるいは0～十本程度に残血	十～百本程度に残血	百～千本程度に残血	千～千五百本程度に残血	全体に残血

図4 ● 残血スケール表

（画像提供：旭化成メディカル株式会社）

抜針事故

透析医療事故調査[1]の報告では，抜針事故がもっとも多くなっています．

原因

原因は，認知症患者の自己抜針，激しい体動の牽引抜針，穿刺針や血液回路の固定不備による自然抜針などが挙げられています．抜針事故は生命を脅かす重大事故につながるため注意が必要です．

対処法

抜針を発見したら，ただちに血液ポンプを停止し，抜針部を止血しながら応援スタッフを呼びます．

動脈側の抜針は，血液回路への空気や細菌混入による不潔を考慮し返血の要否は医師の判断に従います．また，治療継続の指示があれば新しいダイアライザと血液回路に交換します．

静脈側の抜針は，バイタルサイン，失血量を医師に報告します．大量出血によるショックを回避するために補液が行えるように準備します．補液判断を医師に確認します．出血量が100mL以上であれば補液の必要性があります．

治療再開するか返血するかは医師の判断に従い，治療再開時は血液回路内の凝固に注意します．また，臨時採血や造血薬および輸血の投与を行うこともあります．

予防法

抜針事故を予防するためには，穿刺針は根元まですべて挿入し，穿刺針の固定は保持力の高い固定法であるオーム（Ω）固定とアルファ（α）固定を併用します（図5）．固定テープの再利用や保湿剤の使用は保持力が低下するため控えます．

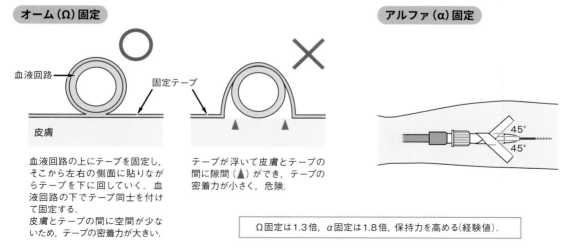

オーム（Ω）固定

血液回路

固定テープ

皮膚

血液回路の上にテープを固定し，そこから左右の側面に貼りながらテープを下に回していく．血液回路の下でテープ同士を付けて固定する．
皮膚とテープの間に空間が少ないため，テープの密着力が大きい．

テープが浮いて皮膚とテープの間に隙間（▲）ができ，テープの密着力が小さく，危険．

アルファ（α）固定

45°
45°

Ω固定は1.3倍，α固定は1.8倍，保持力を高める（経験値）．

図5 ● オーム（Ω）固定とアルファ（α）固定
（田岡正宏編：動画と写真でまるわかり！血液透析．p.203，学研メディカル秀潤社，2021）

早期発見法

抜針を早期発見するために，シャント肢は布団から出すよう患者指導を行います．

指先の寒さを訴える患者がいれば，手袋を装着したり患者に掌をゆっくり握る運動を勧めます．

認知症で危険行動がみられるようであれば，家族に同意を得たうえで患者にミトンを装着するなどにより動作の制限をして，さらにベッド配置は視認性の高いナースカウンタから近い場所にします．

また，失血した血液に反応してアラームを鳴らす失血センサ（ニプロ株式会社：透析用抜針・漏液検知器「見針絆®」，株式会社アワジテック：ブリーディングセンサRAK-1など）を活用すれば早期発見に有効です．

気泡警報

空気が血管に入ると空気塞栓症の危険があるので，透析用患者監視装置には静脈側エアトラップチャンバ下に気泡検出器が取り付けられています．さらに安全性を高めるため動脈側に取り付けられている装置もあります．気泡を検知するとクランプユニットが作動し血液回路が遮断され血液ポンプが停止します．

動脈穿刺針と血液回路の接続が緩いと，隙間から血液ポンプの陰圧により空気が吸われ気泡が検出されます．治療中は定期的に血液回路に対し増し締め確認が必要です．脱血不良が長く続くと，血液ポンプの強い陰圧から血液中の溶存気体が気泡として検出されます．プライミングラインのクランプの閉め忘れ

から生理食塩液パック内の空気が血液回路内に入るので，プライミング後は二重点検を行います．

　もし体内に気泡が混入すれば，血液ポンプを停止し送血を遮断します．患者を左側臥位，頭部を低く，下肢を挙上させます．この体位はトレンデレンブルグ体位と呼ばれています．バイタルサインや，SpO₂などをチェックし医師へ報告します．

漏血警報

　透析用患者監視装置には漏血検知器が取り付けられ，ダイアライザの膜破れを監視しています．警報発生時は，透析液戻口ホースを確認し透析液がワインレッド色に呈色しているか確認します．さらに，目視で判断できないときは潜血反応試験紙（**図6**）を使用することで少量の漏血を確認します．膜破れによる漏血であれば治療の継続ができないので中断しますが，透析液による汚染を考慮して血液は返血せず，ダイアライザおよび血液回路は廃棄します．さらに，透析液の清浄度に不安がある場合には抗生物質を処方することがあります．

　ダイアライザの膜破れ以外にも溶血により漏血警報が発生することがあります．溶血の原因は，脱血不良による過度の陰圧，透析液濃度異常，透析液温度異常，透析用患者監視装置の消毒液残留があります．漏血検出器に空気が混入すると誤動作することがあるので，ダイアライザの透析液側のプライミングは確実に行います．

● ダイアライザの輸送過程や透析準備で落下や衝突などによる衝撃が加わった場合は，膜が破れることがあるので新しいものに交換する．

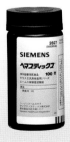

図6 ● 潜血反応試験紙（ヘマスティックス）
（画像提供：シーメンスヘルスケア・ダイアグノスティックス株式会社．https://www.siemens-healthineers.com/jp/urinalysis-products/urinalysis-reagents/clinitek-reagent-strips より2021年11月8日検索）

透析用患者監視装置からの液漏れ

　装置からの液漏れは過除水になることがあるので治療中は装置周辺の確認も重要です（**図7**）．液漏れがあれば装置の使用を中止します．ダイアライザカプラの接続不良で液漏れを起こすことがあるので正しく装着します．液漏れを発見した場合は体重誤差が疑われるので，再度体重測定を行い，除水量を計算し直します．

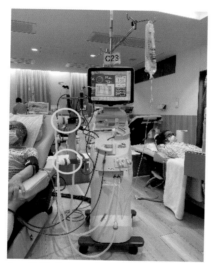

A．ダイアライザカプラの接続と液漏れ

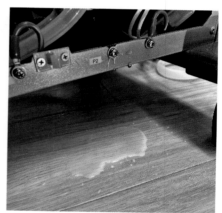

B．透析用患者監視装置からの液漏れ

図7 ● 透析用患者監視装置からの液漏れ

引用・参考文献

1.　篠田俊雄ほか：平成25年度日本透析医会透析医療事故調査報告．日本透析医会雑誌30（1）：50-67，2015

第5章

透析患者の合併症と対策

Contents

1. 心・血管系

Check

- 多くの透析患者が冠動脈疾患を合併しており，とくに高齢や糖尿病などの因子を有する患者ではその頻度が高くなっています．

- 透析患者には心負荷が増大する多くの要因があり，また自覚症状に乏しいケースがあることに留意し，異変がみられたらバイタルサイン，意識状態の確認を行い，迅速に治療介入する必要があります．

- 服薬・食事管理などの患者指導や適切な透析条件の設定により予防をはかるとともに，定期的なスクリーニング検査などにより早期発見に努めることが重要です．

はじめに

　透析患者の死亡数は年々増加傾向にあります．2019年の調査では，透析患者の死亡原因としてもっとも多いのが心不全で，次いで感染症，悪性腫瘍の順に多く，心不全，脳血管障害，心筋梗塞を併せた「心血管死」の割合は32.3％でした[1]．

虚血性心疾患

　冠動脈の動脈硬化により血管に狭窄を生じ，労作時に心筋に流れる血液が不足（虚血）することで狭心症をきたし，血管が閉塞して心筋が壊死すると心筋梗塞となります（図1）．

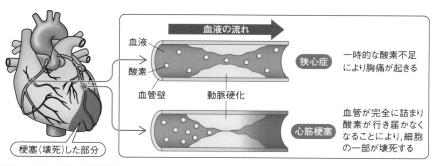

図1 ● 狭心症と心筋梗塞

Clinical Nursing Skills | Dialysis Nursing

　多くの透析患者が冠動脈疾患を合併し，とくに高齢患者や糖尿病患者ではその頻度が高くなっています．

症状

- **狭心症**：3〜5分ほど持続する胸や首の締め付け感または胸・左肩から上肢にかけての痛み
- **心筋梗塞**（図2）：1か月以内の狭心症症状，30分以上持続する胸痛，左肩・左腕・背中・頸部の痛み，冷汗，悪心・嘔吐

心不全

　心不全は，虚血性心疾患などによりポンプ機能が低下して，全身の臓器へ血液を十分に送り出せなくなり，うっ血を起こしたりする状態です（図3）．

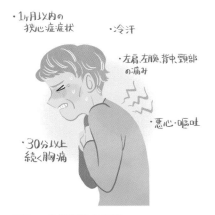

図2 ● 心筋梗塞の症状

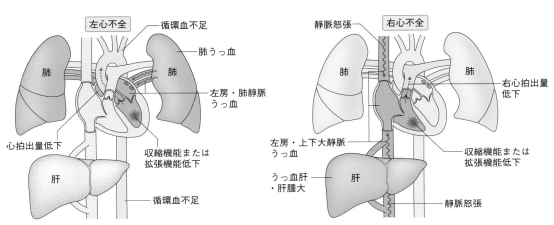

図3 ● 左心不全と右心不全
（落合慈之：循環器疾患ビジュアルブック　改訂第2版．p.162，学研メディカル秀潤社，2017より引用）

- **左心不全**：全身に血液を送り出す左心系の機能低下により，末梢循環不全や肺うっ血を生じます．
- **右心不全**：血液を肺に送り出す右心系の機能低下により，末梢のうっ血が起こります．
- **両心不全**：左心不全が続き，肺うっ血に伴う肺高血圧が右心室への負荷となり，右心不全も併発し，両心室で心不全が起こっている状態です．

症状（図4）

- **肺うっ血（左心不全）**：呼吸困難・起坐呼吸，喘鳴，頻脈，肺水腫，さび色喀痰，チアノーゼ，尿量低下．
- **静脈うっ血（右心不全）**：下肢浮腫，頚静脈怒張，肝腫大，胸水，腹水，悪心・嘔吐

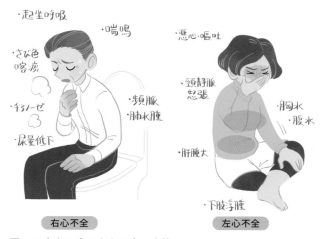

図4 ● 左心不全と右心不全の症状

不整脈

　透析患者特有の不整脈の原因は，透析前の体液貯留による心負荷増大，電解質異常（カルシウム，カリウム，リン），尿毒症（透析不足），透析中の血圧変動，過度な除水などがあげられます．

不整脈の種類と症状

　不整脈は，脈の速さにより頻脈性不整脈と徐脈性不整脈とに分けられ，発生部位により上室性不整脈と心室性不整脈に分けられます．

　頻脈性不整脈では，動悸・胸部不快感・血圧低下など，徐脈性不整脈では失神・ふらつき・立ちくらみなど，期外収縮では，脈が飛ぶ・胸部不快感・血圧測

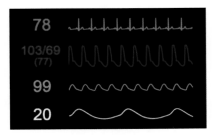

図5 ● 心電図モニター画面

定時の徐脈などがみられます.

　不整脈のなかでも，心室性頻拍（VT），心室粗動（VF），心室細動（Vf）は致死性不整脈であり，死にいたる危険な不整脈です.

　あれ？　何かおかしい？　と思ったら，バイタルサイン・意識レベルの確認を行い，心電図モニターを装着しましょう（図5）.　透析時の不整脈への対応についての詳細は，第4章「1.　身体症状のトラブルとケア」の「不整脈」の項（p.148 ～ 151）を参照してください.

末梢動脈疾患（PAD）

　透析患者では下肢動脈の動脈硬化も進行しており，閉塞性動脈硬化症（ASO）などは臨床上しばしば遭遇する合併症の一つです.

　血流障害の程度に応じて虚血症状が出現し，Fontaine分類によりⅠ～Ⅳの重症度に分類されます.　このうち，間欠性跛行が特徴的であり，主に下腿筋に生じます.

臨床所見

- 動脈拍動の低下，皮膚温の低下，筋萎縮，チアノーゼ，血管雑音，虚血性潰瘍・壊死など

　日常的に下肢の観察や歩行状態を確認し，変化がみられた場合は，動脈触知，上下肢の血圧測定などを行い，異常があれば検査で確認をします*1.

検査

- 足関節上腕血圧比（ABI）＝足関節部最高血圧／上腕動脈最高血圧
- 超音波ドップラー検査，血流計，下肢超音波検査
- 下肢アンギオグラフィー

略語

VT
心室性頻拍：ventricular tachycardia

VF
心室粗動：ventricular flutter

Vf
心室細動：ventricular fibrillation

DW
ドライウエイト：dry weight

略語

ASO
閉塞性動脈硬化症：arteriosclerosis obliterans

PAD
末梢動脈疾患：peripheral arterial disease

＊1
日常生活管理は，フットケアの項（p.208 ～ 216）参照.

第5章　透析患者の合併症と対策

透析患者の心臓負荷増大の要因（図6）

(!) Point
● 高齢・糖尿病・高血圧・脂質異常症・喫煙歴などがある患者は動脈硬化が進行しやすく，それに伴う虚血状態が慢性的に進行すると狭心症や心筋梗塞などの虚血性心疾患を発症し，心不全を引き起こす大きな危険因子となる．

心血管系合併症の予防

患者指導

- 水分・塩分の過剰摂取を控え，心臓に負荷をかけない
- カルシウム，カリウム，リンのコントロール
- 服薬管理
- 食事管理（高脂血症の予防）
- 蓄積した水分や塩分を透析で適切に除去する

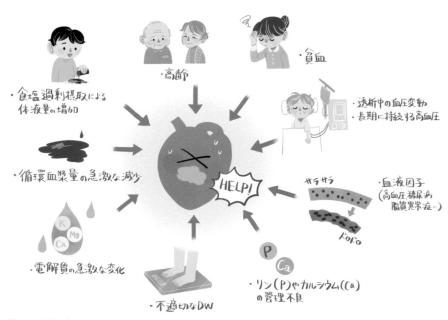

図6 ● 透析患者の心負荷増大の要因

医療者側の介入

- 透析後の適切な体重（ドライウエイト）の設定
- 適切な透析条件の設定
- 炭酸泉浴

心血管合併症に関して，透析患者は自覚症状に乏しいケースもあり，患者のちょっとした変化も見逃さないように注意することが大切です．また，定期的なスクリーニング検査によって早期発見，早期の治療介入が重要です．

略語
PET
陽電子放出断層撮影：positron emission tomography

検査

心電図，心エコー，ホルター心電図，運動負荷試験等の検査を定期的に実施します．

これらの検査で異常があれば，冠動脈造影，アンモニアPET心筋血流検査などが行われます．

アンモニアPET心筋血流検査

心臓核医学検査の一つで，心筋の血流を評価することが可能で，狭心症や心筋梗塞などの虚血性心疾患の早期発見に役立ちます（図7）．

安静　　負荷

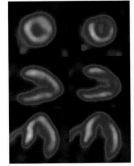

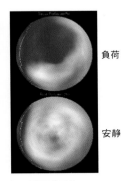

負荷

安静

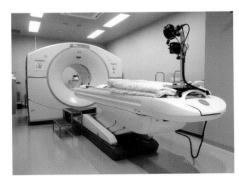

a．3断面　　　　　b．ブルズアイ　　　　　c．装置画像

図7 ● アンモニアPET心筋血流検査

第5章 透析患者の合併症と対策

引用・参考文献

1. 日本透析医学会：わが国の慢性透析療法の現況（2019年12月31日現在）
https://www.jsdt.or.jp/dialysis/2227.htmlより2021年11月9日検索
2. 日本透析医学会：血液透析患者における心血管合併症の評価と治療に関するガイドライン．透析会誌 44（5）：337-425，2011.
3. 佐藤隆編：透析患者の合併症カラフルビジュアル図鑑．透析ケア2019年夏季増刊号：136-139，2019.
4. 長谷弘記：新人スタッフ必読！透析がまるっとわかるイラストノート．透析ケア2021年4月号：46-49，2021.

2. 腎性貧血

Check

腎機能の低下により，造血細胞を刺激して赤血球の産生を促進するエリスロポエチンの分泌量が減少することで発症する貧血を「腎性貧血」といい，透析患者に多くみられる合併症の1つです．

貧血が進行したときは，貧血の程度，自覚症状の有無，血圧低下，バイタルサインの変化，四肢冷感などを確認するとともに検査・診断を行うことで早期発見に努め，迅速な治療介入が重要です．

赤血球造血刺激因子製剤（ESA）などによる薬物治療を行いますが，種々の原因により貧血が改善しないESA低反応性を示すケースがあります．

腎性貧血ってなに？

略語

EPO
エリスロポエチン：
erythropoietin

　腎臓が分泌しているホルモンの1つに，骨髄などに存在する造血細胞を刺激して赤血球産生を促進する"エリスロポエチン（EPO）"があります．しかし，腎臓の機能低下が起こると，EPOの分泌量が減少し，赤血球の産生が十分に促進されないため，赤血球が不足し貧血になります．このようにして起こる貧血を「腎性貧血」といいます（**図1**）．

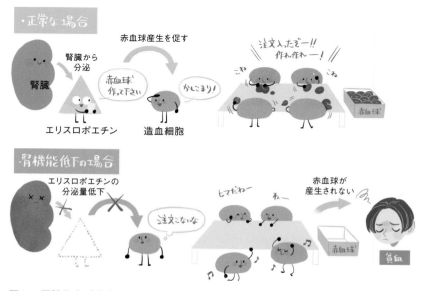

図1 ● 腎性貧血が発症するしくみ

腎性貧血の原因と症状

透析患者の貧血の進行がみられた場合，貧血の程度，自覚症状の有無，血圧低下，バイタルサインの変化，手足末梢の冷感など，身体所見の確認をしましょう（図2）.

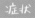
原因
- カルニチン・葉酸・ビタミンB_{12}・鉄・エリスロポエチン不足
- 栄養状態の悪化，尿毒症状，出血・失血
- 二次性副甲状腺機能亢進症，透析に伴う機械的障害など

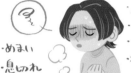
症状
・顔色が悪い
・動悸
・だるい
・疲れやすい
・めまい
・息切れ

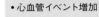
進行
- 運動能力低下
- 脳循環・酸素代謝障害
- 心血管イベント増加

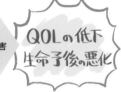
QOLの低下
生命予後の悪化

図2 ● 腎性貧血の原因と症状

腎性貧血の治療

日本透析医学会のガイドラインでは，「成人の血液透析（HD）患者の場合，維持すべき目標Hb値は週初めの採血で10g/dL以上12g/dL未満とし，複数回の検査でHb値10g/dL未満となった時点で腎性貧血治療を開始することを推奨する」とされています[1].

赤血球造血刺激因子製剤（ESA）：静脈注射

EPOはタンパク質からなるホルモンです．内服しても消化・分解されてしまうため，注射で投与する必要があります．血液透析の場合には，透析時に回路から投与されます．

EPO作用を補うために使われる薬剤を総称して，赤血球造血刺激因子製剤（ESA）と呼んでいます．

HIF-PH阻害薬：内服薬

体内で産生されるEPOの調節には，低酸素誘導因子（HIF）と呼ばれる物質がかかわっています．この働きを利用してEPOの産生量を増やし，貧血を改善す

略語

HD
血液透析：hemodialysis

ESA
赤血球造血刺激因子製剤：erythropoiesis-stimulating agent

HIF-PH
低酸素誘導因子-プロリン水酸化酵素：hypoxia-inducible factor-prolyl hydroxylase

HIF
低酸素誘導因子：hypoxia-inducible factor

第5章　透析患者の合併症と対策

る薬剤として低酸素誘導因子-プロリン水酸化酵素（HIF-PH）阻害薬が使用されます.

● 薬剤の種類によって，投与方法・内服併用禁忌薬が異なるため注意が必要である.

鉄剤：内服薬・静脈注射

鉄欠乏には，トランスフェリン飽和度（TSAT）とフェリチン値をもとに必要性を考慮します．フェリチン値が50ng/mL未満の場合には，鉄剤の使用を考慮します.

ESA製剤も鉄剤も投与されておらず目標Hb値が維持できない患者は，血清フェリチン値が50ng／mL未満の場合，ESA投与に先行した鉄補充療法を検討します．ESA製剤投与下で目標Hb値が維持できない患者は，血清フェリチン値が100ng／mL未満かつTSATが20％未満の場合，鉄補充療法を検討します.

腎性貧血の治療として鉄補充療法が必要となりますが，鉄の過剰症に注意する必要があります.

治療にもかかわらず貧血が改善しない場合

ESA低反応性

十分なESAを使用しても，貧血が改善しない場合があります．こうした状況をESA低反応性と呼びます．多くの場合，なんらかの合併症が存在することがその原因と考えられています（**表1**）.

表1 ● ESA低反応性の原因

	ESA 低反応性の有力な原因	ESA低反応性が疑われる原因
出血・失血	• 消化管や性器からの慢性失血，ダイアライザの残血	不十分な透析，透析液の非清浄化，尿毒症物質の貯留
造血阻害，造血器基質の欠乏	• 感染症（血液アクセス，腹膜アクセス感染），炎症，外科的感染症，結核症，AIDS，自己免疫疾患 • 移植腎の慢性拒絶反応 • 高度の副甲状腺機能亢進症（線維性骨炎） • アルミニウム中毒症 • 葉酸，ビタミンB12欠乏	低栄養 カルニチン欠乏 ビタミンC欠乏 ビタミンE欠乏 亜鉛欠乏，銅欠乏 ACE 阻害薬の投与
造血器腫瘍，血液疾患	• 多発性骨髄腫 • その他の悪性腫瘍 • 溶血，異常ヘモグロビン症（α，βサラセミア，鎌状赤血球性貧血）	
脾機能亢進症		
抗EPO抗体の出現		

（日本透析医学会：2008年版慢性腎臓病患者における腎性貧血治療ガイドライン．透析会誌41(10)：696，2008より引用）

貧血の検査と目的

　貧血は，初期の段階で原因を明らかにして，各原因に応じた対応を行う必要があります．

　消化管出血はもっとも頻度が高い要因で，大量の出血は，ショックなど急変する可能性もあります．

　とくに透析患者では，消化管出血などにより急速に貧血が進行した場合でもあまり自覚症状を訴えないことがありますので，日頃からの観察と血液検査データの把握が必要です．

血液検査（表2）

　表2に血液検査の項目と検査からわかることをまとめました．

　また，血液検査の結果および患者の症状に合わせて，更に以下の検査を行います．

- 便潜血検査
- 胃内視鏡，大腸内視鏡
- 腹部CT
- 腹部エコー

略語

MCV
平均赤血球容積：
mean corpuscular volume

MCH
平均赤血球血色素量：
mean corpuscular hemoglobin

MCHC
平均赤血球血色素濃度：mean corpuscular hemoglobin concentration

UIBC
不飽和鉄結合能：unsaturated iron-binding capacity

BUN
血清尿素窒素：blood urea nitrogen

LDH
乳酸脱水素酵素：lactate dehydrogenase

CRP
C反応性タンパク：C-reactive protein

第5章　透析患者の合併症と対策

表2 ● 血液検査

検査	項目	検査からわかること
一般	WBC，RBC，Hb，Hct，Plt，MCV[平均赤血球容積]，MCH[平均赤血球血色素量]，MCHC[平均赤血球血色素濃度]，血液像，網状赤血球数	貧血の状態
鉄代謝指標	血清鉄，UIBC[不飽和鉄結合能]，血清フェリチン値，トランスフェリン飽和度	鉄の状態
一般生化学検査	BUN[血清尿素窒素]，クレアチニン，LDH[乳酸脱水素酵素]，ビリルビン，CRP[C反応性タンパク]など	透析不足，肝機能障害，炎症など
その他	ビタミンB12，葉酸，亜鉛，銅など	体内に不足していないか

引用・参考文献

1. 日本透析医学会：2015年版 慢性腎臓病患者における腎性貧血治療ガイドライン．透析医会誌 49(2)：89-158，2016.
2. 宮崎真理子：腎性貧血治療のこれまでと，その新しい展開．臨牀透析 37(1)：13-18，2021.

3. 骨・関節の合併症

Check

- 慢性腎臓病に伴う骨・ミネラル代謝異常（CKD-MBD）は、骨病変、血管の石灰化による心血管疾患などの合併を引き起こし、カルシウム、リン、副甲状腺ホルモンなどの管理が重要です。

- 透析アミロイドーシスは、透析で除去しきれなかったβ2-mから形成されたアミロイドが骨、関節などに蓄積することで起こる関節・神経症状で、特殊な膜によるβ2-mの除去が必要です。

- ロコモティブシンドロームは、運動器の障害により移動機能が低下した状態をいい、透析患者は低栄養に伴う骨格筋量の減少などにより骨折リスクが高く、適度な運動や栄養などの管理が重要です。

慢性腎臓病に伴う骨・ミネラル代謝異常（CKD-MBD）

略語

CKD-MBD
慢性腎臓病に伴う骨・ミネラル代謝異常：chronic kidney disease-mineral and bone disorder

CKD
慢性腎臓病：chronic kidney disease

　慢性腎臓病（CKD）患者は、ビタミンDの活性化が阻害され、消化管からのカルシウム吸収が低下します。また、尿中へのリンの排泄障害が起こり、体内にリンが蓄積します。このようなミネラル調整障害は、骨の異常だけではなく、血管の石灰化を介して動脈硬化や心血管合併症を引き起こし、生命予後やQOLに影響するといわれています。このようにCKDに伴う骨・ミネラル代謝異常によって引き起こされる病態に対してCKD-MBDという概念が提唱されています（図1）。

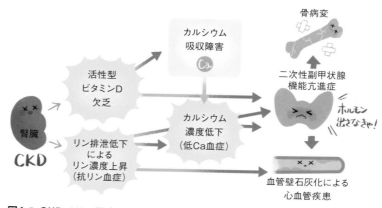

図1 ● CKD-MBD発症のしくみ

病態

リン・カルシウム代謝異常

　腎機能が低下しビタミンDの活性化が阻害されると，食事に含まれるカルシウムは体内に吸収されず，血液中のカルシウム濃度が低下します．また，尿中へのリンの排泄機能が低下するため，血液中のリン濃度が上昇します．

異所性石灰化

　異所性石灰化は，骨や歯牙以外の組織に血液中で過剰になったカルシウム・リンが沈着する病態です．関節周囲，心臓，血管（動脈・冠動脈；カルシフィラキシス*1），肺，眼球角膜または結膜など，さまざまな場所に起こります．

二次性副甲状腺機能亢進症

　血液中にリンがたまり，カルシウム濃度が低下すると，副甲状腺ホルモン（PTH）が分泌されます．このPTHの量が増加し続けることにより，二次性副甲状腺機能亢進症を引き起こします．二次性副甲状腺機能亢進症は，骨障害（高代謝回転骨），異所性石灰化，血管石灰化の進展に関与します．

予防

　予防にはリン・カルシウム・PTHの管理が重要です！！

血液検査値の把握

> **【血清リン，補正血清カルシウム濃度の管理目標値】**
> - 血清リン濃度の目標値：3.5 ～ 6.0mg/dL
> - 補正血清カルシウム濃度の目標値：8.4 ～ 10.0mg/dL
> - iPTH目標値：60 ～ 240pg/mL

　血液中のカルシウムの約40％がタンパク質（主にアルブミン）と結合しています．血清アルブミン濃度が低い場合には，血清カルシウム濃度は低値となります．そのため，下記の式により求めた補正血清カルシウム濃度を用いる必要があります．

> 補正血清カルシウム濃度（mg/dL）
> ＝実測血清カルシウム濃度（mg/dL）＋4－血清アルブミン値（g/dL）

食事管理

　高リン血症の予防には，リンを制限する食事療法や薬物療法などが必要となります．

用語解説

＊1　カルシフィラキシス
皮膚の小～細動脈の石灰化と虚血によって発症する，強い疼痛を伴う多発性・難治性の皮膚潰瘍や壊死を主症状とする疾患．

略語

PTH
副甲状腺ホルモン：
parathyroid hormone

第5章　透析患者の合併症と対策

しかし，食事中のタンパク質を制限した不適切なリン制限は栄養障害をきたす可能性があるため，薬物療法が不可欠です．

薬物療法

- リン吸着薬：食事に含まれるリンと結合して体外へ排泄します．
- ビタミンD製剤：腸管からのカルシウム吸収を助けます．
- カルシウム受容体作動薬：PTHの産生を抑えます．

Point ● 各薬剤に定められた服薬方法に沿った適切な内服ができているか（服薬アドヒアランス），十分に確認する必要がある（図2）．

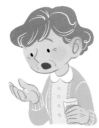

・内服ができているか
・残薬はないか
・誤った服用をしていないか
・服薬方法に問題がないか
・服薬時間に問題がないか
・正しい量を服用できているか
・残薬・薬の不足はないか

図2 ● 服薬アドヒアランスの確認

透析アミロイドーシス

略語

β₂-m
β₂-ミクログロブリン：
β₂-microglobulin

透析療法の長期継続により，透析では十分に除去できないβ_2-ミクログロブリン（β_2-m）と呼ばれる尿毒素が体内に蓄積します．β_2-mはアミロイドという物質をつくり，このアミロイドが腱や骨，関節に蓄積して，進行すると手根管症候群，破壊性脊椎関節症などさまざまな関節症状・神経症状を呈します．

主な症状

透析アミロイド線維が，関節滑膜や骨に沈着し，多彩な臨床症状を引き起こします．

手根管症候群，弾発指（バネ指），破壊性脊椎関節症，多発性関節炎，骨嚢により，手のつけ根のしびれや痛み，肩・膝などの関節痛，首・腰・四肢などの運動障害などがみられます．

予防・治療

β_2-mを透析で除去する必要があります．

ハイパフォーマンス膜を用いた血液濾過や直接血液灌流型β_2-m吸着器の使用が試みられます．治療は，主に痛みを和らげる対症療法（薬物療法や理学療法，手術など）が行われます．

- β_2-m目標値：最大間隔透析前血清 β_2-m濃度が30mg/L未満（日本透析学会ガイドライン推奨）

予防のためには，適切な透析を行うことがなによりも大切です．

ロコモティブシンドローム（図3）

透析患者は食事摂取制限による低栄養状態およびタンパク質やエネルギーの消耗状態のため，骨格筋量の減少，骨格筋力の低下をきたしやすいといわれています．また，ロコモティブシンドローム（ロコモ）*²，フレイルをきたしやすいうえに骨折を起こすリスクも高くなります．

予防

用語解説

＊2　ロコモティブシンドローム（運動器症候群）
関節や筋肉が弱くなり，「座る」「立つ」「歩く」などの日常的に必要な動作ができなくなってしまう状態をいい，ロコモと略して呼ばれることがある．

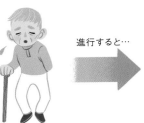

図3 ● 透析患者のロコモティブシンドローム

引用・参考文献

1. 日本透析医学会：慢性腎臓病に伴う骨・ミネラル代謝異常の診療ガイドライン．透析会誌 45（4）：301-356，2012．
2. 水政透：イラスト図解 高リン血症・高カリウム血症のケア．透析ケア 23（11）：18-21，2017．
3. 秋山健一，花房規男：透析患者の合併症．透析ケア2019年夏季増刊号：321-327，2019．
4. 加藤一彦ほか：臨牀透析 36（4）：329-335，2020．

第**5**章　透析患者の合併症と対策

4. 感染症

Check

● 多数の患者が同一空間で治療を行う透析室は，血液の飛散による血液媒介感染，また飛沫感染による感染拡大の危険性がきわめて高い環境であるといえます．

● 透析患者はさまざまな要因により免疫力が低下しているため，感染症に罹患しやすく重症化しやすいといわれています．

● 透析患者の高齢化・透析歴の長期化・糖尿病の増加などにより感染症死のリスクが高まっているため，透析医療の現場では，個々の職員がその場に応じた適切な感染対策を遵守する必要があります．

透析患者の易感染性の要因

　透析患者の高齢化，長期透析，糖尿病患者の増加，低栄養状態，尿毒素蓄積，リンパ球（T細胞・B細胞）の異常，透析に関連する要因などが考えられます（図1）．

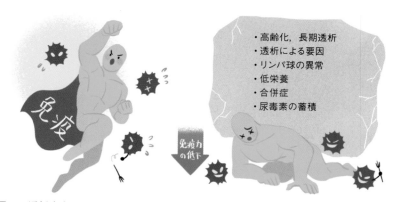

図1 ● 透析患者の易感染性の要因

透析室の環境

　血液透析は多数の患者が同一空間で治療し，日常的に血液を取り扱う特殊な環境です．

Clinical Nursing Skills ｜ Dialysis Nursing

　患者同士が更衣室，待合室などで接触する機会が多いことに加え，ロッカーなどの物品を共有していることも患者間の感染のリスクを高める要因となります．また，飛沫感染などによる感染拡大の危険性があります．

透析患者に起こりやすい感染症

- バスキュラーアクセス関連感染
- 尿の停滞（尿量減少，無尿）による尿路感染症
- 皮膚乾燥症，皮膚のバリア機能の低下，血行障害などによる皮膚感染症
- 肺炎などの気道感染症
- 腸内細菌叢の変化による消化管感染症
- ウイルス性感染症
- ウイルス性肝炎（B型肝炎・C型肝炎）

予防

職員教育

- 院内のマニュアル作成
- 標準予防策の徹底：個人用防護具（PPE）（**図2**）
- 物品の正しい洗浄・消毒
- 感染防止のための血液透析操作
- 終了後物品の廃棄・処理
- 透析装置の消毒
- 透析室内の環境整備
- 感染症患者のベッド配置の工夫（固定）（**図3**）[3]
- 感染経路別予防策

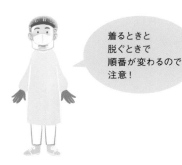

着るときの順序
手指衛生 → ガウン → マスク → ゴーグル・フェイスシールド → ヘアキャップ → 手袋

脱ぐときの順序
手袋 → 手指衛生 → ヘアキャップ・ゴーグル・フェイスシールド → ガウン → 手指衛生 → マスク → 手指衛生

着るときと脱ぐときで順番が変わるので注意！

図2 ● 個人用防護具（PPE）

略語

PPE
個人用防護具：personal protective equipment

感染は，手の接触を介してスタッフから患者へ起こるため，手洗い・清潔操作等の感染対策の基本を遵守するよう，職員への徹底が必要である．

略語

HBV
B型肝炎ウイルス：
hepatitis B virus
HCV
C型肝炎ウイルス：
hepatitis C virus

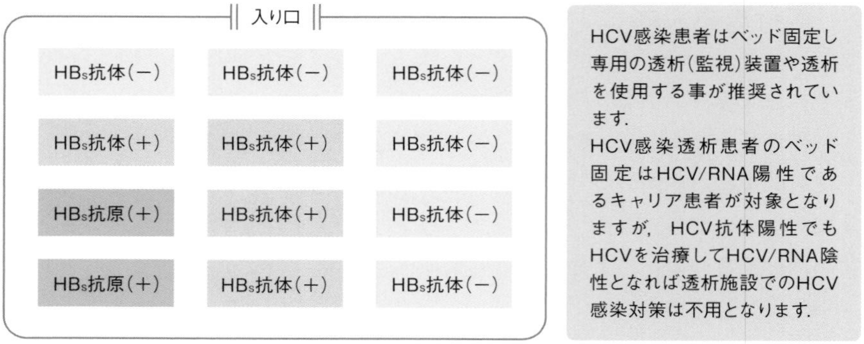

|| 入り口 ||

HBs抗体（−）	HBs抗体（−）	HBs抗体（−）
HBs抗体（＋）	HBs抗体（＋）	HBs抗体（−）
HBs抗原（＋）	HBs抗体（＋）	HBs抗体（−）
HBs抗原（＋）	HBs抗体（＋）	HBs抗体（−）

HCV感染患者はベッド固定し専用の透析（監視）装置や透析を使用する事が推奨されています．
HCV感染透析患者のベッド固定はHCV/RNA陽性であるキャリア患者が対象となりますが，HCV抗体陽性でもHCVを治療してHCV/RNA陰性となれば透析施設でのHCV感染対策は不用となります．

※HBV感染者を透析室の隅に配置，その周囲にHBs抗体陽性患者を配置，その外側にHBs抗体陰性である非感染患者を配置します．

図3 ● HBV/HCV感染患者のベッド配置

患者教育

- うがい・手洗い・穿刺前のシャント肢の洗浄の習慣化
- 身体の傷・咳・発熱・尿の混濁など体調に変化がある場合は，医療者に相談・連絡する
- 発熱・咳・下痢等の感染症が疑われる症状があるときは，来院前に連絡する
- 咳エチケットの励行・マスク着用の徹底
- 感染症やその徴候について知ってもらう
- ワクチン接種を推奨する（インフルエンザワクチン，肺炎球菌ポリサッカライドワクチン，帯状疱疹ワクチン，B型肝炎ワクチン，新型コロナウイルスワクチン）

　患者を感染から守るためには，医療者のみではなく，患者自身の行動も重要な対策の一つとなります．

　また，普段から患者の全身状態の観察を行い，早期発見・早期治療を行うことが重要です．

引用・参考文献

1. 佐藤隆編：透析患者の合併症カラフルビジュアル図鑑．透析ケア2019年夏季増刊号：136-139，2019．
2. 秋葉隆編：解説 透析医療における感染症対策ガイドライン．日本メディカルセンター，2016．
3. 日本透析医会：透析施設における標準的な透析操作と感染予防に関するガイドライン（五訂版）．令和2年4月1日

5. 悪性腫瘍

わが国の悪性腫瘍に罹患した透析患者の88.3%が透析導入後5年以内に悪性腫瘍と診断されており，このことから，腎不全は悪性腫瘍発生のリスクを高めるといわれています．

悪性腫瘍発生のリスク因子として，高齢化，免疫力の低下，慢性的な炎症，低栄養状態，抗酸化防御機能の低下，発がん性物質の蓄積，感染症などが考えられています．

腎がん，消化器系がん，肝臓がん，肺がんなどが多くみられ，腫瘍マーカーによるスクリーニング検査をはじめ，その他の検査を定期的に実施し，早期発見・早期治療につなげることが重要です．

はじめに

　わが国の透析患者の死亡原因の第3位は悪性腫瘍です．国内の報告では，悪性腫瘍が見つかった透析患者の88.3%が，透析を導入してから5年以内に悪性腫瘍が発見されています．このことより，腎不全が悪性腫瘍のリスクを高めているともいわれています[1]．

透析患者が「がん」になりやすいと考えられている要因

　透析患者の高齢化，細胞性免疫力の低下，慢性的な炎症，低栄養になりやすいこと，抗酸化防御機能の低下，発がん性物質が蓄積しやすいこと，透析に関連する要因，感染症（C型肝炎）などが要因として考えられています（図1）．

・多様な薬剤の服用
・慢性炎症
・抗酸化防御機能低下
・高齢化
・感染症(B型肝炎，C型肝炎)
・免疫力の低下
・低栄養
・発がん性物質が蓄積しやすい

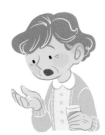

図1 ● 透析患者が「がん」になりやすいと考えられている要因

第5章 透析患者の合併症と対策

透析患者によくみられる「がん」

腎がん

略語

ACDK
多嚢胞化萎縮腎：ac-
quired cystic disease
of the kidney

透析患者によくみられる腎がんは，透析腎がんと呼ばれています．透析腎がんの約8割は多嚢胞化萎縮腎（ACDK）に伴う腎細胞がんです．

多嚢胞化萎縮腎に腎実質の細胞ががん化する腎細胞がんが発生して，腎がんとなることがあります．透析期間が10年以上，比較的若年の男性に発症リスクが高いといわれています．

消化器系がん（胃がん，大腸がん，結腸がん，直腸がん）

透析患者では消化器系の悪性腫瘍の頻度が高く，いずれも透析導入時に多くみられます．これは，潜在的にもっていた消化器系がんが，透析開始前の免疫抑制療法や免疫不全状態に加えて，尿毒症による全身状態の悪化により進行し発見されることが多いためではないかといわれています．

肝臓がん

透析患者は肝臓がんのハイリスク患者群です．

C型肝炎や B型肝炎に代表される肝炎ウイルスの持続感染は，肝臓がんの発症リスクとなります．

HCV抗体陽性の長期透析患者は無症候性キャリアとなり，数十年の経過をたどり肝硬変や肝臓がんへ進行することがあります．肝臓がんの70％はC型肝炎に由来する肝硬変から発症するといわれています．

早期発見のための検査

悪性腫瘍による自覚症状はさまざまです．悪性腫瘍は，患者の自覚症状の確認とともに，無症状であってもスクリーニング検査を実施して早期に発見することが重要です．

血液検査

腫瘍マーカー

悪性腫瘍のスクリーニング検査として広く用いられます．しかし，腫瘍マーカーは，透析患者の場合，腎機能正常者と異なり，高値を呈する例があるため，複数の検査から総合的に判断します（**図2**）．

Clinical Nursing Skills | Dialysis Nursing

その他の検査

- 便潜血検査
- 胸部レントゲン
- 上・下部消化管内視鏡
- 超音波検査（エコー）
- 腹部・胸部CT，MRI
- PET-CT

Point ● PET-CTとはPETとCTの特徴を融合させた検査法で，PETでは全身や心臓，脳などの細胞の働きを断層画像として捉え，生体機能を画像化し，同時にCTで正確な位置や大きさを撮影することができる．これらを総合的に評価することにより，早期がんの発見に威力を発揮する（図3）．

初期の悪性腫瘍は罹患しても症状がないことが少なくありませんので，定期的に検査を実施し，悪性腫瘍を早期に発見・治療することが重要です．

悪性腫瘍と診断されてからは，患者が安心して治療を受けられるよう，身体的・精神的・社会的な支援が必要となります．

略語

CT
コンピュータ断層撮影法：computed tomography

MRI
磁気共鳴画像法：magnetic resonance imaging

PET
陽電子放出断層撮影法：positron emission tomography

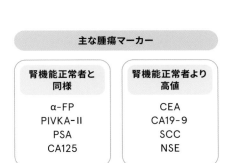

図2 ● 主な腫瘍マーカー

主な腫瘍マーカー	
腎機能正常者と同様	腎機能正常者より高値
α-FP	CEA
PIVKA-II	CA19-9
PSA	SCC
CA125	NSE

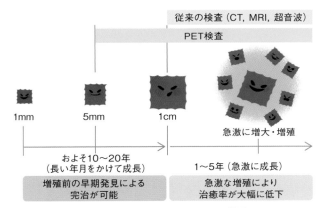

図3 ● 悪性腫瘍の早期発見に有用なPET-CT検査

第5章 透析患者の合併症と対策

引用・参考文献

1. 日本透析医学会：わが国の慢性透析療法の現況（2019年12月31日現在）
2. 根木茂雄ほか：透析患者と悪性腫瘍．日腎会誌 59（5）：610-614，2017
3. 海津嘉蔵ほか：わが国の透析患者におけるがんの疫学と現状について．透析会誌 50（1）：79-80，2017
4. 日本肺癌学会：肺癌診療ガイドライン 2020年版．金原出版，2020

6. その他（便秘，かゆみ，不眠など）

Check

● 便秘は，除水，薬剤，食物繊維・水分の不足，運動不足や腸蠕動運動の低下などが原因で，下剤の投与，整腸剤・サプリメントの活用，生活習慣指導などにより適切に治療します．

● かゆみは，内因性かゆみ物質の蓄積，かゆみメディエーターの過剰産生，かゆみ感受性の亢進などが原因で，透析条件の見直し，外用薬や内服薬の投与，生活習慣指導などが必要となります．

● 不眠は，痛みやかゆみの治療，生活習慣指導，睡眠薬の投与により改善されなければ，睡眠時無呼吸症候群，周期性四肢運動障害，むずむず脚症候群などの合併を疑い，検査と診断を検討します．

便秘

病態

　便秘とは，本来体外へ排出すべき糞便を十分量かつ快適に排泄できない状態と定義されています[1]．

- **便秘症**：便秘症状が現れ検査や治療を必要とする状態
- **症状**：排便回数の減少（週3回未満の排便），排便困難，過度のいきみ，腹部膨満感，残便感，腹部の不快感などの症状がある状態

透析患者の便秘の原因と治療

原因

- ・透析治療による除水の影響
- ・リン吸着薬・カリウム抑制薬などの薬剤の影響
- ・食物繊維不足・水分不足による影響
- ・運動不足や腸管蠕動運動の低下による影響
- ・消化器系疾患・糖尿病・うつ病などに伴う二次的な影響

治療（表1）

便秘には「器質性便秘」と「機能性便秘」の2つの種類があり，それぞれ対応が
異なります．

表1 ● 便秘の種類と治療

種類	状態	対応
器質性便秘	消化器症状（イレウス，大腸がんなど）が原因の通過障害による便秘	検査・治療・薬物療法
機能性便秘	大腸の蠕動運動の低下や亢進排便反射の減弱などによる便秘	便秘のタイプに応じた薬物療法食生活と栄養指導・生活習慣と排便指導・ストレス解消と運動指導

便秘による合併症

便秘は放っておくと

- 腸閉塞や虚血性腸炎
- 高カリウム血症
- 適正体重評価困難による除水困難症など

などの合併症をひき起こすため，早期に対応する必要があります．

下剤の種類と注意点（表2）[2]

便秘症の患者の対応では，便秘で苦しむ患者の訴えや症状を客観的に評価し，
整腸剤やサプリメントなども活用し，適切な治療選択・援助につなげることが
重要です．

かゆみ

略語

QOL
生活の質：quality of life

病態

かゆみ（皮膚瘙痒症）とは，皮膚病変が認められないにもかかわらず瘙痒を生
じる疾患と定義されています[3]．透析患者の皮膚合併症の一つで，透析患者の7
割にみられます．また，全身の皮膚のどこにでも発症します．

さらに，不快感・不安・うつ傾向・睡眠障害を伴い，患者の生活の質（QOL）
低下やストレスなどに影響を与え，生命予後にも影響を与えます．

かゆみの原因と治療（表3）

原因

①透析由来／②皮膚異常／③末梢性起因／④中枢性起因

表2 ● 下剤の種類と注意点

分類	一般名	代表的商品名	特徴・注意点
刺激性下剤	センノシド	・プルゼニド錠 ・アローゼン顆粒	・腸管運動低下例に適している ・連用で耐性が発現する ・腹痛を起こすことがある
	ピコスルファートナトリウム	・ラキソベロン液・錠	・腸管運動低下例に適している ・耐性は発現しにくい ・腹痛を起こすことがある
	大黄甘草湯	・大黄甘草湯	・大黄の成分由来のアントラキノンが大腸を刺激 ・エキス顆粒の服用量と味が問題
	ビサコジル	・テレミンソフト坐薬	・反射排便を誘発
	炭酸水素ナトリウム 無水リン酸二水素ナトリウム	・新レシカルボン坐剤	・炭酸ガスを発生し，腸運動を亢進 ・直腸性便秘に使用
塩類下剤 （浸透圧下剤）	酸化マグネシウム	・酸化マグネシウム錠 ・マグミット錠	・連用による耐性形成がない ・高Mg血症に注意 ・使用時は低用量とする（透析例）
糖類下剤 （浸透圧下剤）	D-ソルビトール	・D-ソルビトール液	・用量調節しやすい液剤が便利 ・善玉菌を増加させる ・樹脂製剤（リン吸着薬やカルシウム吸着薬）による便秘にも有用 ・安価
クロライドチャネル 活性化薬	ルビプロストン	・アミティーザカプセル	・腸管内水分量の増加により便を軟らかくする ・1回1カプセルから使用可 ・高価
グアニル酸シクラーゼC受容体作用薬	リナクロチド	・リンゼス錠	・腸管内水分量の増加により便を軟らかくする ・便秘型過敏性腸症候群に適用（発売時） ・高価
浣腸剤	グリセリン	・グリセリン浣腸	・直腸〜肛門部の硬便に使用 ・腸管内圧が上がるのでできるだけ摘便後に使用

（古久保拓：薬物治療．基礎からわかる透析療法パーフェクトガイド，改訂第2版（篠田俊雄ほか編）．p.187，学研メディカル秀潤社，2017）

治療

①透析条件の見直し
②透析治療に用いる物品（消毒薬・テープなど）の見直し
③外用薬の投与：保湿薬，外用抗ヒスタミン薬，鎮痒外用薬，ステロイド
④内服薬や注射薬の投与，炭酸泉療法，紫外線療法，鍼灸

Point

● かゆみに対する治療は，原因因子が複合的に関連しているため，患者の状態にあった複合的な治療が必要となる．

表3 ● かゆみの原因と治療

かゆみの起きる部位	原因		治療
皮膚におけるかゆみ	慢性腎不全に由来する内因性かゆみ物質の蓄積	• 毒素（尿毒素）が体内にたまる • 血液中のカルシウム，リンの濃度が高くなる • 血液中の副甲状腺ホルモンの濃度が高くなる …など	• 透析膜の改良 • カルシウム，リンの適切な管理（薬物治療） …など
	かゆみメディエーターの過剰産生	• ヒスタミン，サブスタンスP，サイトカイン，IL-10など，体内でかゆみを媒介する物質（メディエーター）が過剰に産生される …など	• 抗ヒスタミン薬，抗アレルギー薬の服用 …など
	外因刺激に対するかゆみ感受性の亢進	• 皮膚の乾燥により，かゆみを伝える神経（C線維）が伸長し，かゆみを感じやすくなる • かゆい部分を掻くことで，二次的な湿疹ができ，さらにかゆみが悪化する …など	• 保湿剤の塗布など（スキンケア） • 紫外線UVB療法 …など
中枢におけるかゆみ	脳内のかゆみ刺激メカニズムの異常	かゆみを制御する体内物質のバランス異常	カッパ受容体作動薬の服用

（熊谷裕生：透析のかゆみワンポイントレッスン 第1回 かゆみの原因や適切なケアについて理解しよう．鳥居薬品株式会社．
https://www.tousekinokayumi.jp/point/01.htmlより2021年8月9日検索）

日常生活習慣の指導

- 正しい掻き方
- 軽い運動や気分転換
- 規則正しい睡眠
- 部屋の温度設定と湿度
- 皮膚を刺激しない服装
- 入浴方法
- 食事管理
- スキンケア

　スキンケアは日々の生活のなかで，皮膚を守る重要な役割を果たします．患者に治療の大切さを理解・納得してもらい，自己管理ができるまで，春夏秋冬それぞれの季節に応じた指導を継続的に行うことが重要です．

不眠

病態

　精神的ストレスや身体的苦痛などにより，寝つけない，夜中に何度も目が覚める，朝早く目が覚め寝つけない，十分に眠れない状態が続いていることをいいます．

　一時的な不眠は，生活リズムの乱れや心配事があり寝つきが悪くなったり，眠りが浅くなったりする状態のことです．

症状

　不眠は次の4つの症状に分類されています．

①入眠障害（寝つきが悪い）
②中途覚醒（夜中に何度も起きる）
③早朝覚醒（思ったよりも早く目が覚める）
④熟眠障害（よく寝たと思えない）

- 透析患者の睡眠障害の特徴
- 不眠症，睡眠時無呼吸症候群，周期性四肢運動障害，むずむず脚症候群，うつ状態

睡眠障害対処12の指針

　睡眠障害に対処するには，「健康づくりのための睡眠指針2014」に提示されている「睡眠12箇条」（**表4**）を参考に，できることから取り組むことが大切です．

睡眠障害の治療

①痛みやかゆみなどの原因に対する治療
②「睡眠12箇条」に取り組んでも効果がみられない場合は薬での治療を検討
③不眠症治療の効果が得られない場合，うつ病・睡眠時無呼吸症候群・むずむず脚症候群・周期性四肢運動障害の検査を検討

- 睡眠薬について
- 正しく常用量を服用すれば睡眠薬はとくに危険ではないことを患者に説明する．
- 服用後の睡眠の改善状況について患者と相談し納得してもらえたら，徐々に減量し最終的に中止することを目標とする．

表4 ● 健康づくりのための睡眠指針2014〜睡眠12箇条〜

①睡眠時間は人それぞれ，日中の眠気で困らなければ十分
②刺激物を避け，眠る前には自分なりのリラックス法
③眠たくなってから床に就く，就床時刻にこだわりすぎない
④同じ時刻に毎日起床
⑤光の利用でよい睡眠
⑥規則正しい3度の食事，規則的な運動習慣
⑦昼寝をするなら，15時前の20〜30分
⑧眠りが浅い時は，むしろ積極的に遅寝・早起きに
⑨睡眠中の激しいいびき・呼吸停止や足のぴくつき・むずむず感は要注意
⑩十分眠っても日中の眠気が強いときは専門医に
⑪睡眠薬代わりの寝酒は不眠のもと
⑫睡眠薬は医師の指示で正しく使えば安全

（厚生労働省健康局：健康づくりのための睡眠指針2014．平成26年3月より引用．）

引用・参考文献

1. 日本消化器病学会関連研究会慢性便秘の診断・治療研究会編：慢性便秘症診断ガイドライン2017．p.112，南江堂，2017
2. 篠田俊雄ほか編：基礎からわかる透析療法パーフェクトガイド，改訂第2版．p.186-187，学研メディカル秀潤社，2017
3. 日本皮膚科学会：皮膚瘙痒症診療ガイドライン2020．日皮会誌130（7）：1589-1606，2020
4. 段野貴一郎：透析室に置きたいかゆみ治療パーフェクトガイド．金芳堂，2008
5. 熊谷裕生：透析のかゆみワンポイントレッスン 第1回 かゆみの原因や適切なケアについて理解しよう．鳥居薬品株式会社 https://www.tousekinokayumi.jp/point/01.htmlより2021年8月9日検索
6. 篠田俊雄ほか編：基礎からわかる透析療法パーフェクトガイド，改訂第2版．p.299，学研メディカル秀潤社，2017
7. 山内真編：睡眠障害対処12の指針．睡眠障害の対応と治療ガイドライン．p.240-241，じほう，2002

第5章 透析患者の合併症と対策

第 **6** 章

透析患者の
生活支援

Contents

1. 患者への情報提供（腎代替療法選択外来）

Check

腎臓病療養指導士は，CKD診療の水準向上のために，早期から他の医療スタッフと連携をとり，進行抑制と合併症予防のための自己管理法を指導し，円滑な腎代替治療へつなげる役割を果たします．

腎代替療法の選択において，エビデンスに基づいた選択肢を提示し，医療者と患者が共同で最善の治療法を決定するために，多職種から情報提供を行うことが重要視されています．

療法選択外来では，医師，看護師が療法選択のための資料を用いて十分に説明を行い，腎代替療法が必要であることを理解したうえで，患者にとって最善の治療法を決定できるよう援助します．

腎臓病療養指導士制度

略語

CKD
慢性腎臓病：chronic kidney disease

　日本腎臓学会によると，わが国の慢性腎臓病（CKD）の患者数は約1,330万人にのぼると推計されており，成人の約8人に1人の割合でCKDに罹患していることになります[1]．近年，急速に進行する人口の高齢化と生活習慣病の蔓延に伴い，今後ますます増加することが予測されています．

　CKDは初期の段階ではほとんど自覚症状がありませんが，健康診断などでの血液検査や尿検査により早期の診断が可能であり，効果的な治療をすみやかに開始し継続することで重症化を予防し，患者の生命予後に大ききかかわる心血管疾患（CVD）の発症の抑制につなげることが重要となります．

　CKDの治療においては，原因となる生活習慣の是正や病期に応じた食事療法の指導，血糖・血圧・脂質などの適切なコントロールなど，多職種が連携する医療チームによる多方面からの継続的できめ細やかな集学的アプローチが必要となります．

　このような観点から，CKDの普及啓発と標準的な保存療法に関する知識や技能を医療の現場に広く行きわたらせることによるCKD診療のさらなる向上を目指し，2018年，日本腎臓病協会は，他の4団体と共同で，腎臓病療養指導士制度を発足させました．この制度は，CKD療養指導にたずさわる看護師，保健師，管理栄養士，薬剤師を対象として，CKD療養指導に関する基礎知識と技能を有し，職種横断的なアプローチを実践する人材を育成することを目的としています[2]．

腎臓病療養指導士に求められる役割[2]

日本腎臓病協会により，腎臓病療養指導士とは「CKDとその療養指導全般に関する標準的かつ正しい知識を持ち，保存期CKD患者に対し，一人ひとりの生活の質および生命予後の向上を目的として，腎臓専門医や慢性腎臓病に関わる医療チームの他のスタッフと連携をとりながら，CKDの進行抑制と合併症予防を目指した包括的な療養生活と自己管理法の指導を行い，かつ，腎代替治療への円滑な橋渡しを行うことのできる医療従事者」と定義されています．

腎臓病療法指導士は，高度な専門性は要求されていませんが，自身の職種以外の領域の内容を含むCKD療養指導に関する標準的な知識や技能を職種横断的に広く普及させることを主たる目的としているため，日々のCKD診療において，医師の指示のもと，患者に対し標準的な療養指導を行う中心的な役割を果たすことになります．

ただし，自身が所属する施設の規模や種類に応じて，腎臓病療養指導士が果たすべき役割が異なる場合があります．たとえば，①大学病院などの基幹病院ではCKD療養指導チームの中心メンバーとして，②クリニックなどでは非専門医のサポート役および腎臓病専門医への橋渡し役として，③行政機関などではCKD対策の推進役としての役割がそれぞれ期待されるでしょう．

腎代替療法選択のための情報提供の必要性

わが国では，腎不全のために毎年新たに約40,000人の患者が腎代替療法とよばれる血液透析，腹膜透析または腎移植などの治療が必要になるといわれていますが，現在，世界でも最高水準といわれるわが国の腎代替療法を患者は安心して受けることができます[3]．

しかし，患者が自身の病態やそれに応じた治療法の選択に関する十分な情報提供を受けることなく透析療法が導入されるケースが多かった過去の反省をふまえて，近年，シェアード・ディシジョン・メイキング（共同意思決定；SDM）の重要性が提唱され，エビデンスに基づく十分な情報提供を行い患者自身による意思決定を支援し生命予後の延伸やQOLの向上をはかることを目的として積極的に取り組むことが推奨されています．

腎臓病SDM推進協会により，SDMとは「医学的な情報や最善のエビデンスと，患者の生活背景や価値観など，医療者と患者が，双方の情報を共有しながら，一緒に意思を決定していくプロセス」[4]と定義され，医療における重要な基本方針の一つとして欧米諸国を中心に普及し，現在，世界的な広がりをみせています．

わが国でもこれまでSDMは実践されてきましたが，2020年4月の診療報酬改定において「腎代替療法指導管理料」が新設され，看護師が行う腎代替療法指導

略語

SDM
シェアードディシジョンメイキング（共同意思決定）：shared decision making

が算定可能となったことに伴い，腎代替療法の導入に際しSDSに取り組むことへの注目が高まり，今後さらに多くの医療施設で実践されることが期待されています．

腎代替療法選択外来

療法選択のための資料

　厚生労働省の調べによると，現在，腎代替療法選択外来が行われている施設は約470施設です．

　当院での腎代替療法選択外来では，冊子（**図1**）や当院で作成した資料を使用して，患者本人や，必要に応じて患者家族，保護者，介護者に対して，医師と看護師，医療ソーシャルワーカーなどによる腎代替療法選択の説明が行われます．

Point

● 腎代替療法選択のための資料
- 日本腎臓学会ほか編：腎不全治療選択とその実際．2021．（https://jsn.or.jp/jsn_new/iryou/kaiin/free/primers/pdf/2021all-page.pdf）（2021年12月6日検索）（図1左）
- 腎臓病SDM推進協会編：腎臓病 あなたに合った治療法を選ぶために 改訂第3版．2018．（https://www.ckdsdm.jp/document/booklet/images/sdm.pdf）（2021年12月6日検索）（図1右）

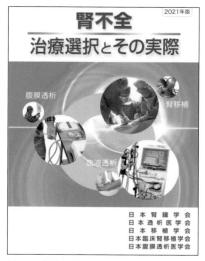
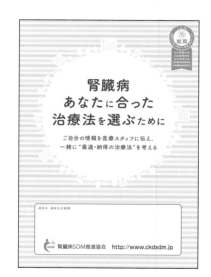

図1 ● 療法選択のための資料

医師，看護師からの説明と患者による自己決定

下記に当院での患者説明の流れを解説していきます.

1 医師の説明

医師からの説明は，独自に作成したパワーポイントでの資料を使用して約1時間行われ，その後看護師からの説明が行われます.

2 看護師の説明

①腎臓の働きについて説明

患者によっては検査の意味や現在の腎臓の働き具合がどの程度かについて把握できていない場合があるため，説明ではまず，BUN・Cr・eGFRの結果をグラフ化したものを用いて，検査の意味・正常値・現在の腎臓の状態について説明し，腎臓の構造や働きについても説明します.

②治療の説明

●資料

患者が「自分に腎代替療法が必要であること」を理解できたところで，前述の冊子（図1）や資料を用いて，実際に治療で使用する穿刺針・ダイアライザーを見せながら1時間ほど治療の説明を行います.

具体的な内容としては，末期腎不全の腎代替療法として血液透析，腹膜透析，腎移植の3つの療法があること，さらにそれぞれの療法の利点，欠点や通院回数・食事療法の違いを説明します.

●見学

説明では患者の十分な理解を得られることと，透析療法の選択を自己決定できるようにアドバイスすることが重要ですが（表1），患者の年齢や理解度に合わせて説明をするため，数回に分けて説明をする場合もあります.

また，希望があれば実際のシャントや血液透析の様子を見学することも可能で，腹膜透析については実際に使用する機械を見て操作してもらうことや腹膜透析を行っている患者との面談も実施しています.

略語

BUN
血清尿素窒素：blood urea nitrogen

Cr
クレアチニン：creatinine

eGFR
推算糸球体濾過率：estimated glomerular filtration rate

表1 ● 患者が腎代替療法を選択するうえで大切なこと

①腎代替療法が必要なことを理解する
②治療の選択肢を理解する
③自分や家族の生活環境・ライフステージ・価値観も考える
④医療スタッフと一緒にどの治療を選ぶか考える

（腎臓病SDM推進協会編：腎臓病 あなたに合った治療法を選ぶために 改訂第3版. p.3，2018.（https://www.ckdsdm.jp/document/booklet/images/sdm.pdf）（2021年12月6日検索）を引用・改変）

第6章 透析患者の生活支援

197

3　説明後の援助

　説明後は自宅に帰って読み返すことができるように実際に説明した内容の資料をお渡ししています．

　また，1回の療法選択説明だけで今後の治療方法を決定できる患者さんは少なく，1度決めた治療方法にも悩み，変更するケースもあります．そのつど希望があれば何度でも説明を行って，治療法を自己決定できるように援助しています．

引用・参考文献

1.　日本腎臓学会編：エビデンスに基づくCKD診療ガイドライン2018．東京医学社，2018
2.　要伸也：第5回腎臓セミナー・Nexus Japanプロシーディング−JKAの活動：腎臓病療養指導士．日腎会誌61（8）：1160-1163，2019
3.　日本腎臓学会ほか編：腎代替療法選択ガイド2020．ライフサイエンス出版
4.　腎臓病SDM推進協会：Shared Decision Making（SDM）とは
　　https://www.ckdsdm.jp/sdm/sdm.htmlより2021年12月7日検索

2. 食事療法と栄養管理

透析患者に対する食事療法の目的は，安全な透析治療が行えるよう，透析間での体重増加や老廃物・電解質の蓄積を防ぐことにより長期透析療法による合併症を予防することです．

透析患者は年々高齢化しており，咀嚼・嚥下機能の低下，活動量の減少，生活環境などにより低栄養になりやすい傾向にあることに留意する必要があります．

透析食のポイントは，個々の患者に応じた適切な量のエネルギー，タンパク質，食塩・水分，カリウム，リンの摂取とバランスの良い食事です．

食事療法

　食事療法＝制限食と思われがちですが，食べ過ぎてしまう患者や，食べられない患者など，それぞれに適した摂取量や方法を提案することが重要です．

　透析患者の食事療法基準（**表1**）とタンパク質の計算方法（**図1**）を示します．

● 透析食のポイント
- エネルギー（熱量），タンパク質，食塩・水分，カリウム，リンの適切な摂取
- バランスの良い食事

表1 ● 慢性腎臓病（CKD）による食事療法基準

ステージ 5D	エネルギー (kcal/kgBW/日)	タンパク質 (g/kgBW/日)	食塩 (g/日)	水分	カリウム (mg/日)	リン (mg/日)
血液透析 (週3回)	30〜35注1,2	0.9〜1.2注1	＜6注3	できるだけ少なく	≦2,000	≦タンパク質 (g)×15
腹膜透析	30〜35注1,2,4	0.9〜1.2注1	PD除水量(L) ×7.5 ＋尿量(L) ×5	PD除水量 ＋尿量	制限なし注5	≦タンパク質 (g)×15

注1）体重は基本的に標準体重（BMI＝22）を用いる．
注2）性別，年齢，合併症，身体活動度により異なる．
注3）尿量，身体活動度，体格，栄養状態，透析間体重増加を考慮して適宜調整する．
注4）腹膜吸収ブドウ糖からのエネルギー分を差し引く．
注5）高カリウム血症を認める場合には血液透析同様に制限する．

（日本腎臓病学会編：慢性腎臓病に対する食事療法基準．p.2，東京医学社，2014より引用）

例：70歳男性　身長165cm・ドライウェイト(DW)70kg

①標準体重(kg)＝身長(m)×身長(m)×22

　　1.65m×1.65m×22≒60kg 〔表1の注1より〕

②エネルギー摂取量＝標準体重(①)(kg)×30〜35(kcal)

　　60kg×30〜35kcal＝1,800〜2,300kcal

　　➡1,800kcalと設定

③タンパク質量(g)＝標準体重(①)(kg)×0.9〜1.2(g)

　　60kg×0.9〜1.2g＝54〜72g

　　➡65gと設定 〔表1のタンパク質の欄より〕

1食の栄養量の平均
（1日3食として）
エネルギー：600kcal
タンパク質：約20g

図1 ● 透析患者の必要エネルギー量・タンパク質量の計算方法の例

エネルギーの適量摂取

　血液透析，腹膜透析ともに，エネルギーの必要量は健常人と同程度ですが[1〜3]，腹膜透析の場合，透析液に含まれているブドウ糖が腹膜から吸収されるため，その分のエネルギー量は，食事から差し引きます（**表1**の注4より）．

- **摂取過剰**➡肥満や高血糖，脂質異常症など
- **摂取不足**➡筋肉量の減少，免疫力（抵抗力）の低下，貧血など

　腹膜透析は，腹膜から持続的にブドウ糖の吸収があるため，甘い菓子・飲みもの，果物の摂りすぎに注意が必要です．

エネルギー量の過不足の確認

　エネルギー量の過不足の判定に一番簡単な方法は，体重の変化です．

　摂取エネルギー量が消費エネルギー量を上回ると太ってきますし，摂取エネルギー量が消費エネルギー量を下回ると痩せてきます（**図2**）．

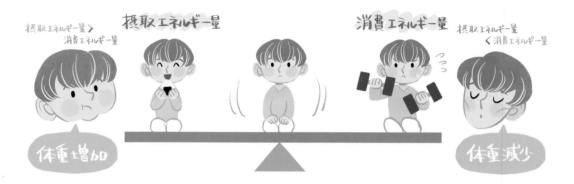

活動量の増加だけでなく，炎症があってもエネルギー消費量が増加します．

図2 ● エネルギー量の過不足

　血液透析患者の場合は，透析終了後の目標体重となるDW（ドライウエイト）で評価します．

　食事の摂取状況や，透析間体重増加・DWの変化に注意し，早めの介入を心がけます．

●透析導入後，間もない患者は，それまでの浮腫を調整しているため，体重減少率が多くなる場合がある．

摂取エネルギー量の確保

　透析患者は，以下に示す原因により，エネルギー不足になりやすい環境にあります．

- 主食量が少ない
- 1日2食になっている（とくに透析日）
- 透析間の体重増加を抑える目的での欠食
- 食事をとらず，水分の過剰摂取
- 味覚障害や薬物の副作用による食欲不振
- 咀嚼・嚥下機能，活動量の低下による食欲低下
- 感染症などの合併症

　エネルギー源には炭水化物，タンパク質，脂質の3つがあります．

　表1の範囲で十分なエネルギー量を確保するためには，まずは主食をしっかり摂取し，油を使用した料理や調味料を取り入れます（**図3**）．

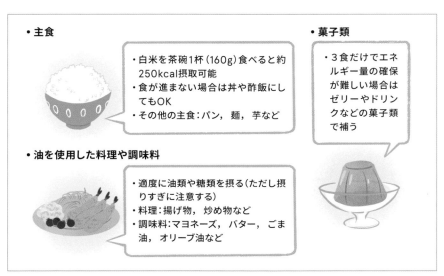

- **主食**
  - 白米を茶碗1杯（160g）食べると約250kcal摂取可能
  - 食が進まない場合は丼や酢飯にしてもOK
  - その他の主食：パン，麺，芋など

- **菓子類**
  - 3食だけでエネルギー量の確保が難しい場合はゼリーやドリンクなどの菓子類で補う

- **油を使用した料理や調味料**
  - 適度に油類や糖類を摂る（ただし摂りすぎに注意する）
  - 料理：揚げ物，炒め物など
  - 調味料：マヨネーズ，バター，ごま油，オリーブ油など

図3 ● エネルギー補給のための食品や料理

第6章　透析患者の生活支援

タンパク質の適量摂取

透析治療により，タンパク質の摂取目安も健常人とほぼ同程度となります[1〜3]．

たんぱく質は体を構成する主成分として欠かせない重要な栄養素ですが，脂質，カリウム，リンなども多く含みます．

- **摂取過剰**→高カリウムや高リン血症，脂質異常症など
- **摂取不足**→栄養不良，体力や免疫力（抵抗力）の低下

血液・腹膜透析ともに，透析療法によるタンパク質の喪失もあるため，良質なタンパク質を過不足なく摂取します（**図4**）．

Point

- ●タンパク質は，
- エネルギー量が足りていると→筋肉や体タンパクの合成に利用される
- エネルギー量が不足していると→エネルギー源として使用され有効活用されない．
- ●効率の良いタンパク質摂取のためにも，エネルギー量の過不足のない摂取が欠かせない．

食材100 g あたり	肉（豚ロース）	魚（しろさけ）	卵（鶏卵）	豆腐（木綿）	牛乳（普通牛乳）
タンパク質（g）	19.3	22.3	12.2	7.0	3.4

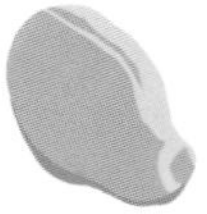

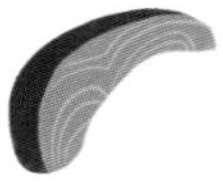

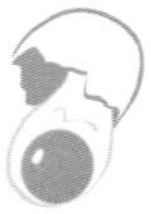

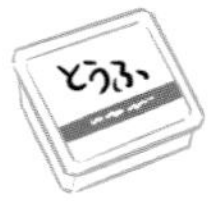

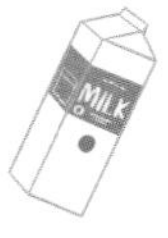

図4 ● 良質なタンパク質を含む食材の例

塩分と水分の適量摂取

腎機能の低下により，尿量が減少したり，なくなることで，体内に食塩や水がたまり，血液の量が増えます．そうすると，血圧が上がり，心臓に負担がかかります．心臓の負担を軽くして，合併症予防のためにも適切な水分の摂取が重要となります．

身体の中のナトリウム（Na）濃度は一定に保たれており，食塩8 gにつき水1Lを引き寄せます．水分を控えるためには，まず塩分を控える必要があります．

食塩の摂取目安

1日の摂取食塩量は，調味料などにより付加する食塩と，もともと食品中に含まれている食塩を合計した量になります．食塩を添加した食品（**図5**）だけでなく，肉類・魚介類・卵にも食塩は含まれています（**図6**）．

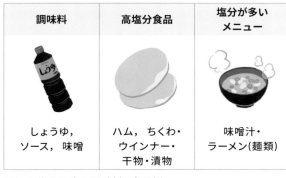

図5 ● 塩分を含む調味料・食品例

（新しい食生活を考える会：食品解説付き　八訂準拠　ビジュアル食品成分表．p.305-309，大修館書店，2021，医歯薬出版編：日本食品成分表2021八訂栄養計算ソフト・電子版付．医歯薬出版，2021を参考に作成）

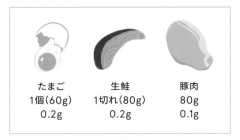

図6 ● 食品に含まれる食塩量

（新しい食生活を考える会：食品解説付き　八訂準拠　ビジュアル食品成分表．p.305-309，大修館書店，2021，医歯薬出版編：日本食品成分表2021八訂　栄養計算ソフト・電子版付．医歯薬出版，2021を参考に作成）

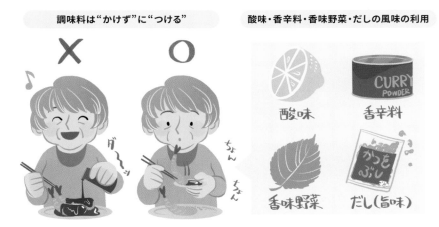

図7 ● 減塩のポイント

減塩のポイント（図7）

　減塩＝薄味ではありません．たとえ薄味でも摂取量が多いと，体に入る食塩量は多くなります．

　一方，減塩を意識するあまり，必要以上に制限してしまい，食欲不振・食欲低下による低栄養を招かないよう配慮が必要です．

- 調味料は"かけず"に"つける"
- 食塩が多く含まれる食品の摂取頻度や量を減らす
- 食塩量の少ない調味料や食品を選択する
  ※減塩調味料の中には，塩化カリウムに置き換えた調味料もあるため注意する．
- 酸味・香辛料・香味野菜・だしの風味を利用する
- 味つけや，メニューにメリハリをつける

水分の摂取目安（図8）

　透析間の体重増加を抑えるためには，食塩量だけではなく，水分の摂取量にも注意が必要です．

　1日の飲水量が把握できるよう，量が明確な水筒や小さめのペットボトルを活用する方法もおすすめです．

　咀嚼や嚥下機能の低下で，粥や軟らかいおかずを摂取する場合は，食事中の水分が増えるため，その分の飲水を減らすなどの調節が必要になります．

　また，水分の多い食べ物にも注意が必要です（図9）．

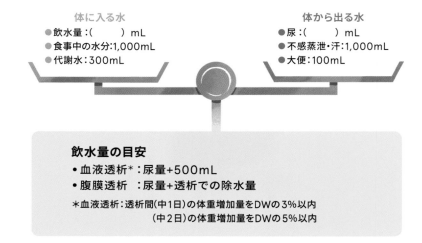

体に入る水
- 飲水量：（　　　）mL
- 食事中の水分：1,000mL
- 代謝水：300mL

体から出る水
- 尿：（　　　）mL
- 不感蒸泄・汗：1,000mL
- 大便：100mL

飲水量の目安
- 血液透析*：尿量+500mL
- 腹膜透析　：尿量+透析での除水量

*血液透析：透析間（中1日）の体重増加量をDWの3％以内
　　　　　　（中2日）の体重増加量をDWの5％以内

図8 ● 水分の出納

（鈴木壱知ほか監：臨床栄養認定管理栄養士の為のガイドブック　日本栄養士会生涯教育実務研修受講者および受験者必携．p.167，株式会社東京医学社，2016を参考に作成）

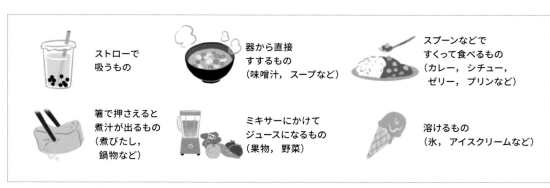

ストローで
吸うもの

器から直接
すするもの
（味噌汁，スープなど）

スプーンなどで
すくって食べるもの
（カレー，シチュー，
ゼリー，プリンなど）

箸で押さえると
煮汁が出るもの
（煮びたし，
鍋物など）

ミキサーにかけて
ジュースになるもの
（果物，野菜）

溶けるもの
（氷，アイスクリームなど）

図9 ● 水分が多い食べ物

カリウムの適量摂取

血液中のカリウムは低すぎても高すぎても生命に危険を及ぼします.

血液透析と腹膜透析ではカリウム摂取目安量が異なり（**表1**），腹膜透析では原則制限は不要ですが，高カリウム血症をきたす場合は，制限が必要となります. 摂取量の不足などにより，低カリウム血症をきたす場合は，制限を緩和したり付加することもあります.

● カリウム含有量の多い食品
- いも類・豆類・種実類・野菜類・果実類・海藻類の他，肉や魚のとりすぎも，高カリウムの原因となる.
- 減塩調味料の中には塩化カリウムに置き換えた調味料もあるため，注意が必要.
- 減塩塩（1g）＝カリウム250mg

カリウムの摂取を減らす工夫

- 芋や野菜などは，『ゆでこぼし』『水さらし』をする（**図10**）
- カリウムの多い食品を重ねてとらない
- きのこ類や葉物野菜などは，加熱すると見た目の量が減るため，摂取量に注意（**図11**）

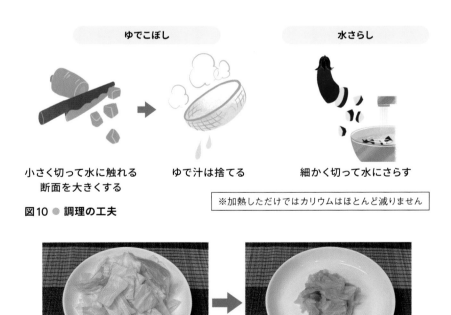

ゆでこぼし

水さらし

小さく切って水に触れる
断面を大きくする

ゆで汁は捨てる

細かく切って水にさらす

※加熱しただけではカリウムはほとんど減りません

図10 ● 調理の工夫

生 50g

ゆで 45g

図11 ● キャベツの重量変化

リンの適量摂取（表2）

　リンは骨や歯の材料であるとともに，エネルギー代謝にも重要な役割を果たしており，必須のミネラルです．

　タンパク質1gあたりおよそ15mgのリンが含まれていることから，タンパク質の過剰摂取が血清リン値の上昇に繋がります．

　その反面，過度なリン制限は，タンパク質の摂取不足に繋がり，低栄養を招きます．

　また，リンには吸収されやすい食品・吸収されにくい食品があります．

Point
- ● リン含有量の多い食品
- タンパク質の多い食品
- カルシウムの多い食品（乳製品：牛乳、チーズなど）や小魚：しらす干し、ししゃもなど）
- リン酸塩などを含む食品（練り製品：ハムやウインナーなど）

表2 ● リンの吸収率とリン／タンパク質比の例

リンの種類	有機リン		無機リン
	植物性食品	動物性食品	食品添加物
食品の種類 と 食品例			
100gあたり リン（リン／ タンパク質比） mg	木綿豆腐：88（12.6） 納豆：190（15.1） アーモンド：460（23.5）	しろさけ：240（10.8） 豚肩ロース：160（9.4） 鶏卵：170（13.9） 牛乳：93（28.2） ヨーグルト：100（23.3） レバー（とり）：300（15.9） ししゃも：430（20.5）	ロースハム：280（15.1） ボンレスハム：340（18.2） プロセスチーズ：730（32.2） 魚肉ソーセージ200（17.4）
吸収率	20〜40%	40〜60%	90%以上

＊ハムやプロセスチーズ，インスタント食品などには食品添加物が含まれていますが，食品成分値は食品そのものに含まれる有機リンと添加物の無機リンを合計した量のため，食品添加物の量はわかりません．

（日本腎臓病学会編：慢性腎臓病に対する食事療法基準．p.8，東京医学社，2014を参考に作成）

リン摂取を控えるためのポイント

- リン吸着薬の飲み忘れ，飲み遅れに注意する．
- 服薬のタイミング外で，高リン食品の摂取を控える．
- 食品添加物を含む食品を極力避ける．
- リン/タンパク質比の高い食品（タンパク質の含有量の割りにリン含有量が多い食品）を控える．
- タンパク質源を摂りすぎない・減らしすぎない．

バランスの良い食事

主食（炭水化物などによるエネルギー源），主菜（主要なタンパク質・脂質源），副菜（ビタミン・ミネラル・食物繊維源）を揃える意識をもつことで体に必要な栄養素の過不足を整えます（図12）．

いつも同じ食材に偏らないようにすることも大切です．

朝食	昼食	夕食
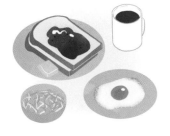	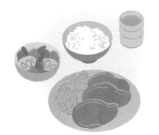	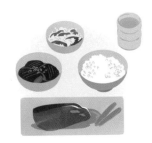
トースト，コールスローサラダ，目玉焼き，コーヒー エネルギー：532kcal タンパク質：18.2g	白米，豚の生姜焼き，根菜の煮物，緑茶 エネルギー：619kcal タンパク質：20.1g	白米，魚の照り焼き，煮びたし，白和え，緑茶 エネルギー：630kcal タンパク質：27.3g

エネルギー：約1,800kcal，タンパク質：約65g

図12 ● バランスの良い食事
トースト：食パン6枚切り2枚（バター小さじ1）ジャム（大さじ1）
主食：ご飯大盛1杯（220g）として

引用・参考文献

1. 日本腎臓病学会編：慢性腎臓病に対する食事療法基準. p.2, p.8, 東京医学社, 2014
2. 伊藤貞嘉ほか監：日本人の食事摂取基準（2020年版）. 第一出版, 2020
3. 新しい食生活を考える会：食品解説付き 八訂準拠 ビジュアル食品成分表. p.305-309, 大修館書店, 2021
4. 医歯薬出版編：日本食品成分表2021八訂 栄養計算ソフト・電子版付. 医歯薬出版, 2021
5. 鈴木壱知ほか監：臨床栄養認定管理栄養士の為のガイドブック 日本栄養士会生涯教育実務研修受講者および受験者必携. p.167, 株式会社東京医学社, 2016

3. フットケア

Check

- 糖尿病性腎症を有する透析患者は高頻度に足病変を合併し四肢切断にいたることが少なくないため，フットケアによる日頃からの予防が大切です．

- 足観察を行い，必要に応じて検査を実施し足病変の早期発見に努めるとともに，患者に自身の足に対する興味・関心をもってもらう指導も重要です．

- 処置を行うときは標準予防策を講じたうえで，患者ごとに使用する物品を交換するなど感染防止のための十分な配慮が必要です．

フットケアの重要性

略語

PAD
末梢動脈疾患：peripheral arterial disease

　糖尿病性腎症患者の末梢動脈疾患(PAD)の罹患率は非糖尿病に比し約4倍高いと言われています．また，透析患者全体での下肢切断を受ける患者の率が増加していると言われています[1]．しかし，「適切なセルフケアにより切断の85％は予防できる」[2]といわれています．

　透析患者の原疾患は糖尿病性腎症がもっとも多く，患者は年々高齢化しています．透析患者は高い頻度で足病変を合併し，しかも重症化しやすいため，早期に介入することが大切です．

　しかし，透析患者の足病変の管理はむずかしく，下肢切断にいたるとQOLの著しい低下につながり，寝たきりになるなど生命予後を低下させるともいわれているため，日頃からのフットケアがとても重要となります．

　2016（平成28)年4月の診療報酬改定により，透析施設ですべての透析患者の下肢チェックを行い，重症度の高い虚血のある患者を専門病院に紹介する指導管理加算「下肢末梢動脈疾患指導管理加算」が施行されました．これは慢性維持透析患者の下肢末梢動脈疾患について，下肢の血流障害を適切に評価し，ほかの医療機関と連携して早期に治療を行うことに対してひと月につき100点が算定できる診療報酬のことです[3]．

　透析患者の全身管理以外にも下肢切断によるADL低下を防ぐために透析患者の足をみる（観察），守る（予防的フットケア），紹介する（連携），処置する（創傷処置），社会資源の活用（在宅でのケア）について考える必要があります[3]．

　慢性腎臓病，糖尿病，脂質異常症，高血圧症など，動脈硬化のリスクが高くなる疾患はPADを発症しやすく検査が必要です．また，PADは脳梗塞や虚血性

心疾患を合併していることが多いため検査は有用です.

　当院でのフットケアに対する取り組みとして，毎月1回の足観察を行い，必要に応じフットケア・処置・検査などを行っています．足病変の予防や早期発見には，患者自身にも足に対する興味・関心をもってもらうことが大切です.

　当院での取り組みを以下に紹介します.

足の観察

観察のポイントを以下に示します.

- 動脈の拍動，足の色や温度
- けがや湿疹・虫刺されなどによる傷はないか
- 脱毛や筋肉の萎縮がないか
- 胼胝（たこ）や鶏眼（うおのめ）がないか
- 爪の変形や肥厚．爪周囲の炎症の有無，趾間も確認
- 乾燥によるひび割れなど，患者から話を聞きながらしっかり観察
- 靴，生活習慣などの確認

Check out
the video below!

足の観察

検査

モノフィラメント検査（図1）

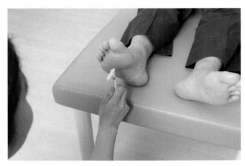

図1 ● モノフィラメント検査

　モノフィラメントを皮膚表面にあてて末梢神経障害をチェックする感覚検査です.

　モノフィラメントは5.07を使用することで10gの圧がかかるようになっています.

【手順】
①患者に臥床してもらいます.
②患者にモノフィラメントを見せ，手背にあてて感覚の確認をします.

第6章　透析患者の生活支援

③眼を閉じてもらい,「足にあてていきますので,あたっている場所がわかったら教えてください」と伝え,モノフィラメントを足底にあてます.

Point
- 潰瘍や胼胝などがある場合は,病変部にモノフィラメントをあてないようにする.
- 角質などで皮膚が厚くなった部位を避け,その周辺で検査を行う.
- モノフィラメントは90°に曲がるくらいで1～2秒あてる.
- 同じ部位で3回実施し,そのうち1回は皮膚にあてない.

問診による重症度の評価（Fontaine分類）

問診を行い症状の有無を確認し,Fontaine分類により重症度を評価します.**表1**のように,重症度は4段階に分類されます.

表1 ● Fontaine分類

重症度	症状
I度	冷感・しびれ
II度	間欠性跛行
III度	安静時疼痛
IV度	潰瘍・壊死

足背動脈・後脛骨動脈の触知（図2）

拍動は血圧の変動や,透析前後,坐位と仰臥位など,条件の違いにより検査結果にばらつきが生じるため,同じ条件下で検査を行うようにします.

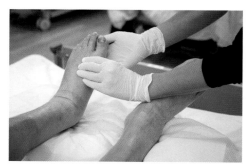

図2 ● 足背動脈・後脛骨動脈の触知

ABI・TBI・SPP測定

末梢動脈疾患（PAD）の診断の指標として,年1回の足関節上腕血圧比（ABI）の測定が推奨されています.また,末梢微小循環の指標として足趾上腕血圧比（TBI）,潰瘍などのリスク指標として皮膚灌流圧（SPP）を測定します.

略語

ABI
足関節上腕血圧比：ankle brachial index

TBI
足趾上腕血圧比：toe brachial index

SPP
皮膚灌流圧：skin perfusion pressure

ABI測定（足関節上腕血圧比）

超音波ドプラ法とオシロメトリック法があります.

- **超音波ドプラ法**：透析中に看護師による検査が可能です. しかし, 血圧が低下している状態では正確な測定が困難となるため, 透析前か透析前半に実施するのが望ましいです.
- **オシロメトリック法**：下肢動脈の狭窄や閉塞の評価ができます. また, 低侵襲のため, PADをスクリーニングするための検査として有用です.

【計算法】

> 足関節収縮期血圧÷上腕収縮期血圧　（透析患者では非シャント肢血圧）

検査値が0.91 〜 0.99は境界域であり, 0.9以下で血流障害, 1.3以上で動脈石灰化が疑われます.

TBI測定（足趾上腕血圧比）

【計算法】

> 足趾収縮期血圧÷上腕収縮期血圧　（透析患者は非シャント肢）

足関節以遠の血行動態も評価可能で, 比較的石灰化の影響を受けにくいといわれているため, 透析患者のようにABIでの評価が困難な場合に有用です.

検査値が0.6以下の場合は血流障害を疑います.

SPP測定（皮膚灌流圧）

レーザードップラーセンサーを用い, 皮膚表面から深さ1 〜 2mmの毛細血管レベルの血流を評価します. 血管石灰化の影響を受けにくく低侵襲の検査です.

測定値が50mmHg以下でPADを疑います.

人工炭酸泉足浴・炭酸ミスト

人工炭酸泉足浴

二酸化炭素を1,000mg/L以上溶解した温水を用いた足浴のことをいいます.

方法：37 〜 38℃の温水に膝下3分の2を10 〜 20分程度浸ける

効果

- 血管の拡張・保湿（通常のお湯の3倍）
- 血液循環がよくなることによる心臓への静脈還流の改善, 心拍出量の増加
- 脈拍ならびに拡張期血圧の低下
- 毛細血管への血流が増加することによる肩こり・腰痛の改善

Check out
the video below!

炭酸ミスト

炭酸ミスト

　炭酸ガスが溶け込んだお湯を吹きかけることです．炭酸ミストは一度の噴霧により，長時間の血流増加作用が維持され，血流促進作用も期待できます．また，保温性にも優れています．

　当院では，透析中の時間を利用し，ベッド上で高濃度炭酸ガスを噴霧しています．

【方法】
①足元にバスタオルを敷き，両下腿にビニール袋をかぶせる．
②膝下で止め，袋の先端を一部カットし，炭酸ガスを片足30秒ずつ両足に噴霧する．
③2時間後，再度炭酸ガスを片足30秒ずつ両足に噴霧する．
④透析終了時，袋をはずしバスタオルで拭きあげる．

フットケア

フットケア実施前の準備

　処置の内容によっては，角質や爪が飛んでくることがあるため，感染予防のため標準予防策で行います．また，他の患者の処置へ移る際は感染防止の観点から交換するようにします．

【使用物品】(図3)
①**爪切り**：家庭で使用する爪切り．医療スタッフが患者の爪切りを行う際は爪切りニッパーを使用するほうがよいです．
②**爪用ゾンデ**：金属製のへらで，両端が平らなものとスプーン状に曲がったものがあります．爪の角質を取り除きます．
③**爪やすり**：爪を切った後，断面を滑らかにするために使用します．やすりをかける際は一方向に行います．
④**フットケア専用グラインダー**：爪の肥厚を削る際に使用します．先端の工具は用途によって使い分けます．
⑤**キュレット**：鶏眼を安全かつ簡単に取り除くことができます．
⑥**レデューサー**：角質を削る際に使用します．片面に粗目，反対面に細目のリフィルを貼り，患者ごとに貼り替えて使用します．

フットケア実施の手順（図4）

　月1回の足観察の際に，角質が肥厚している患者，爪が肥厚・変形し自己にて爪切りができない場合に行います．

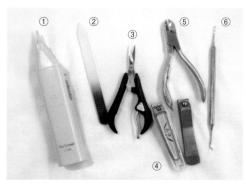

①フットケア専用グラインダー
②爪やすり
③爪切りニッパー
④爪切り
⑤爪切りニッパー（肥厚爪用）
⑥爪用ゾンデ

図3 ● フットケアの使用物品

　透析患者は皮膚が乾燥しやすく鱗屑を認めます．踵部は角質が肥厚しやすく亀裂を生じやすい部位です．亀裂を起こすと出血や痛みが伴い，感染の原因となる場合があります．角質のケアを行うことで亀裂を予防でき，角化の部分に隠れている病変の早期発見にもつながります．

　このようにケアや処置を行いながら，患者とコミュニケーションをとり，そのなかから日々の看護に役立つような情報を得たり，患者自身に足への興味をもってもらえるような対応をすることが足病変の早期発見へとつながっていきます．

角質除去

　必要な物品を用意し，スタッフは標準予防策でケアを行います．また，患者のベッド周囲など環境を整えます．

　角質をグラインダーやレデューサーで削ります．その際は必ず一方向に滑らせるようにします．透析患者は皮膚が脆弱な人が多いので削りすぎないように気を付けます．

　削り終えたら濡れタオルできれいに拭き取り保湿剤を塗ります．塗る際はゆっくりマッサージしながら行うとより効果的です．

爪切り

　爪は肥厚や変形などさまざまです．それぞれの状態に合わせ必要な物品を選択し爪切りを行います．また，爪を切る際は爪の周囲の皮膚を一緒に切って出血させてしまわないよう注意します．さらに，深爪や爪を斜めに切らないように細心の注意を払いましょう．

【手順】
①ゾンデで爪甲裏に付着している角質を除去し，爪との境界を明確にします．
②爪を切る場合，足趾を指で挟んで固定し，爪下皮を下の方に押さえ少しずつ切ります．

Check out
the video below!

フットケアの様子

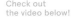

ASOパス （目標：①傷をつくらない、②傷を悪化させない・ADLを下げさせない）　　　　年版　　　　様　　　シフト　　　　　　クリニック

（form table — ASOパス with columns for 受診, 治療, 検査, 観察, 指導, 処置, ルート, 他）

僐行会　セントラルクリニック

シフト	ID	名前	NO.
日付			

右足・左足（Fontain分類（ ）／動脈の触知：良・不良・不可）

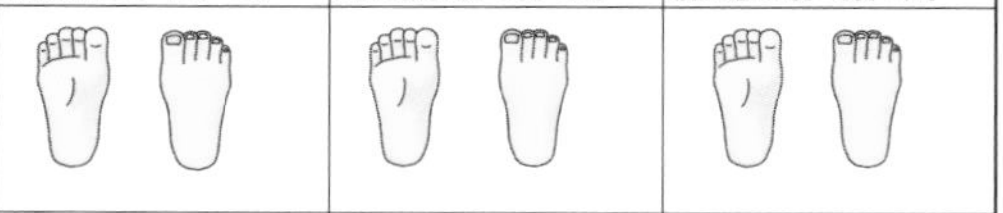

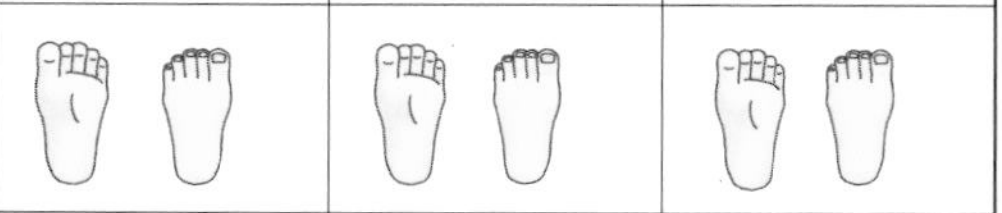

主訴 ／ 処置（炭酸泉（有／無））／ 薬剤 ／ 検査結果（API、ABPI等）／ 外来受診日 ／ 総合評価 ／ 評価 申し送り ／ 次回チェック日（　／　PC入力（ ））／ サイン

Fontaine分類　0：無症状　Ⅰ：冷感・しびれ　Ⅱa：100m以上歩ける　Ⅱb：100m以上歩けない
Ⅲ：安静時疼痛　Ⅳa：限局性の虚血性潰瘍　Ⅳb：広範囲の虚血性潰瘍

図4 ● ASOパス，チェックリスト

③切り終えたら，爪を固定し，爪のアーチに沿って爪やすりを一定方向にかけて整えます．

胼胝・鶏眼

- **胼胝**：いわゆる「たこ」のことで，反復する機械的刺激によって表皮角層が肥厚したもの．
- **鶏眼**：いわゆる「うおのめ」のことで，角質が真皮内へくさび型に増殖し芯ができたもの．

胼胝よりも鶏眼のほうが強い痛みを伴います．靴の選択や履き方なども重要なポイントとなります．

巻き爪

巻き爪のある患者は痛みがある場合とない場合があり，痛みがない場合は様子をみることもあります．痛みがある場合は，爪用ゾンデで爪溝の汚れを取り除くことで痛みがやわらぐこともあります．

- **コットンパッキング**：爪甲が爪溝を圧迫して痛みが出ないよう爪の間にコットンを詰め，爪甲を少し浮かせた状態にします．
- **テーピング**：爪と皮膚の際に伸縮性のあるテープの端を貼ります．少しテープを引っ張りながら足趾に巻き付けます．爪が皮膚に食い込まないようにする処置です．血流障害があると足趾への血流低下が考えられるため，痛みや足趾の色調に気をつけながら巻く強さの調整を行ってください．

爪白癬

日常のフットケアの場面で遭遇することが多い爪疾患です．白癬菌に侵された爪は肥厚しボロボロともろく崩れ落ちやすくなります．糖尿病や高齢者が多い透析患者では，免疫力の低下に伴う易感染状態により重症化しやすくなります．爪白癬から二次感染や難治性潰瘍を併発させないよう，皮膚科受診による適切な治療が大切となります．

【手順】

①肥厚した爪は，爪切りで切除するのは困難であるため，爪用ゾンデで爪甲周囲の角質の除去を行います．

②グラインダーややすりで爪甲を削ります．

③爪が長い場合はニッパーで適切な長さまで切ります．

④爪白癬の外用薬がある場合塗布します（患部だけでなく足全体へ塗布する）．

おわりに

　糖尿病性腎症による透析導入が増えるなか，足病変を有した場合，QOLに大きく影響を及ぼします．足病変はその要因となる靴ずれや火傷といった小さな傷から深刻な状態に悪化することがあります．足壊疽や潰瘍にまで進展すると治療も長期化し，入院治療が必要となってきます．このように治療に専念しても治癒せず切断を余儀なくされる場合もあります．

　そのため，患者は自分自身の足に関心をもち，こまめに観察することができるよう指導していくことが大切です．また，足を他人に見せることに抵抗を示す患者も少なくありません．普段から患者と話しやすい，相談しやすい雰囲気をつくり，些細な変化を透析室スタッフへ報告できるような関係性を築いておくことも大切となります．

引用・参考文献

1.　日本透析医学会：血液透析患者の糖尿病治療ガイド2012．透析会誌 46（3）：311-357，2013
2.　熊田佳孝：はじめよう！フットケア．p.9，日本看護協会出版会，2006
3.　中村秀敏：透析室の超ビジュアルフットケア．透析ケア 24（2）：10-62，2018
4.　日本糖尿病教育・看護学会編：糖尿病看護フットケア技術 第3版．日本看護教育出版会，2013

4. 服薬管理

- 透析患者はさまざまな合併症があるため，服用する薬の種類・量が多く，場合によっては透析日と非透析日で内容が異なるなど服用方法は複雑です．

- 正しく薬を飲んでもらうためには，薬の目的，作用，内服方法，副作用などについて，理解できるよう十分説明することが重要です．

- 家族などによるサポートへの支援，お薬カレンダーやピルケースの利用，薬局への一包化調剤や日付記載の依頼など，患者背景に応じて管理方法を工夫することが重要です．

服薬管理のポイント

薬袋に書かれている服薬のタイミング

服薬のタイミングについて，薬袋にはさまざまな表現が使われていますので，勘違いをしないよう注意します（**表1**）．

高齢患者の内服は工夫が必要

粉砕化やゼリー・口腔内崩壊錠（OD錠）など，患者の嚥下機能に合わせた工夫が必要です．

服用の確認

「この薬を飲んだら調子悪くなった」や「血圧は150ぐらいのほうが調子いいから薬は飲んでいない」「もう治った」など，服薬を自己中断して，主治医へ伝えない患者もいます．

略語

OD錠
口腔内崩壊錠：orally disintegrating tablet

表1 ● 薬袋に書かれている服薬のタイミング

食前	食事30分前	食直前	食事前
食中	食事中 食事をしながら	食間	食後2〜3時間 食事と食事の間の空腹時
食後	食後30分以内	食直後	食事の直後
眠前	寝る30分前〜寝る直前	頓服	症状が現れたときに 必要に応じて服用

注）食間と食事中の勘違いに注意

第6章 透析患者の生活支援

217

そのため，患者に対してあらかじめ自己中断せず，スタッフに相談するよう説明しておくことが大切です．

そして，患者の症状，血圧，検査データなどの異常に遭遇した場合，内服薬が正しく服用されているかを確認することが大切です．

他科処方薬やサプリメントはまず報告・相談しよう

薬剤のなかには，透析患者に禁忌となる薬や減量が必要な薬などの注意すべき薬があります．

このような薬剤には適切な対応が必要で，過剰投与を行った場合，重大な副作用をきたす危険性があります．

したがって，患者には処方や調剤を受ける際に自身が透析を受けていることを医師や薬剤師に伝えるように教育し，さらに透析室以外から投薬を受けた場合，飲む前に必ず透析室スタッフへ報告・確認するよう教育することが大切です．

薬の管理方法の工夫

患者が自己管理できない場合は，家族など周囲がサポートできるよう支援が必要です．

患者・家族の管理が難しくサポートの利用が困難な場合は，看護師が毎回透析の際に薬を配布したり透析室のみの服用に調整したりするなど，患者背景に合った対応が必要となります．

お薬カレンダーやピルケースの利用（図1），薬局へ一包化調剤（シートから外して1回に飲む量を同じ薬袋に入れる）を依頼，日付の記載を依頼するなど，患者に適したサービスの利用も有効です．

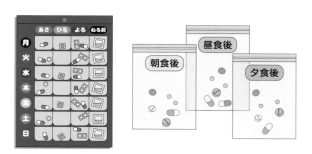

図1 ● お薬カレンダーと一包化調剤

透析患者によく使われる内服薬

高リン血症治療薬

- クエン酸第二鉄水和物：リオナ®

- 炭酸ランタン水和物　　：ホスレノール®
- セベラマー塩酸塩　　　：フォスブロック®，レナジェル®
- スクロオキシ水酸化鉄：ピートル®
- ビキサロマー　　　　　：キックリン®
- 沈降炭酸カルシウム　　：カルタン®　　　　　など

【注意点】
- 内服のタイミングが重要．1日の食事回数，間食習慣など，患者の食生活を聞き，適切に処方されるよう医師と調整が必要です．

【作用機序】
- 腸内で食物中のリンと結びついて便と一緒に排泄されます．

【副作用】
- 共通の副作用は便秘です．上手に下剤を併用しましょう．
- 炭酸カルシウム製剤は血中カルシウム濃度が必要以上に高くなります．

高カリウム血症治療薬

- ポリスチレンスルホン酸カルシウム：アーガメイト®，カリメート®
- ポリスチレンスルホン酸ナトリウム：ケイキサレート®　　　　　など

【注意点】
- ケイキサレート®はカルタン®との併用によりそれぞれの作用が低下するため，併用時には服用時間をずらしましょう．
- 散剤は非常に飲みにくいため，オブラートの使用など工夫が必要です．

【作用機序】
- 直腸付近でカリウムを吸着し便と一緒に体外へ排泄します．

【副作用】
- 強力な便秘に注意が必要です．下剤との併用を検討して下さい．

二次性副甲状腺機能亢進症治療薬

- 活性型ビタミンD₃製剤：アルファロール®，ロカルトロール®，
　　　　　　　　　　　　　　　　　オキサロール®注，ロカルトロール®注
- Ca受容体作動薬：レグパラ®，オルケディア®，パーサビブ®注　　　　　など

【注意点】

- レグパラはグレープフルーツジュースやほかの薬剤との相互作用に注意が必要です．
- レグパラは消化器系の副作用が起きやすいため，空腹時の内服は避け，食後に服用することが望ましいです．

【作用機序】

- 腸管からのカルシウム（Ca）の吸収を促進したり，直接副甲状腺ホルモン（PTH）に作用してカルシウムが骨から溶け出してくるのを防ぎます．

【副作用】

- 食欲不振，悪心・嘔吐，腹部膨満などです．

高血圧治療薬（表2）

透析患者の高血圧は，まず適正なドライウェイト（DW）を設定し，効果がみられない場合は降圧薬で調整します．

【注意点】

- 患者に，毎日の自宅血圧や透析中の血圧を自身でも記録すること，降圧薬を内服するタイミングも重要であることを指導しましょう．
- 透析患者の透析前血圧は，低いほど死亡率が高く，高すぎても死亡率は高いです．「週はじめの透析前の血圧140/90mmHg未満」を目標にコントロールしましょう．

低血圧治療薬

- エチレフリン塩酸塩 ：エホチール®
- ミドドリン塩酸塩 ：メトリジン®

略語

PTH
副甲状腺ホルモン：
parathyroid hormone

ARB
アンジオテンシンⅡ受容体拮抗薬：angiotensin Ⅱ receptor blocker

ACE
アンジオテンシン変換酵素：angiotensin converting enzyme

LDL
低密度リポたんぱく：low density lipoprotein

DW
ドライウェイト：dry weight

表2 ● 高血圧治療薬

種類	特徴	主な副作用	
Ca拮抗薬	血管拡張作用による降圧薬，強い降圧作用 グレープフルーツジュースやイトリゾールなどで相互作用出現	頻脈・ほてり 頭痛・浮腫	
ARB	心臓にやさしい降圧薬	高カリウム血症	
ACE阻害薬	末梢血管の拡張による降圧作用 心保護作用があり副作用が少ない	空咳，高カリウム血症 AN69膜やLDL吸着でショックを起こす危険あり	
β遮断薬 （αβ遮断薬含む）	心臓の負担を軽減 狭心症の発作予防	徐脈，喘息の誘発 立ち眩み	

- アメジニウムメチル硫酸塩：リズミック®
- ドロキシドパ 　　　　　　　：ドプス® 　　　　など

【注意点】

- 透析中の血圧が安定するよう服用するタイミングを調整する必要があります.

【作用機序】

- 交感神経を亢進させ血管を収縮させたり，心臓のポンプ機能を強めることで血圧を上昇させます.

【副作用】

- 頻脈，頭痛，立ちくらみなどです.

抗血栓症薬

- ヘパリンナトリウム 　　：ヘパリンNa®
- ワルファリン®カリウム：ワーファリン®
- アスピリン 　　　　　　　　：バイアスピリン®
- チクロピジン塩酸塩 　　：パナルジン® 　　　　　　など

【注意点】

- ワルファリンは，出血性合併症や脳出血の発生率が高く，血管石灰化を著明に進行させるため原則禁忌となっています.
- 心房細動や心臓の弁置換術後の場合はPT-INRを2.0以下にコントロールします.
- 歯の治療，外科的手術など，出血リスクを伴う処置を行う場合は，あらかじめ報告するように指導が必要です.

【作用機序】

- 血小板の作用の抑制，凝固因子の作用を阻害します.

【副作用】

- 出血, 血小板減少, ショック, ヘパリン起因性血小板減少症 (HIT) などです.

略語

PT-INR
プロトンビン時間-国際標準化比：prothrombin time-international normalized ratio

HIT
ヘパリン起因性血小板減少症：heparin-induced thrombocytopenia

第6章 透析患者の生活支援

引用・参考文献

1. 平田純生：透析ナースのための服薬指導. メディカ出版，2014
2. 日髙寿美ほか：やさしくわかる透析看護. 照林社，2020
3. 日本高血圧治療ガイドライン作成委員会：高血圧治療ガイドライン2009. ライフサイエンス出版，2009

5. 精神的なサポート

高齢化に伴う認知症などの合併により意思疎通が困難となる透析患者が増加しており，精神心理的に不安定で，社会経済的にも多くの問題を生じるため，患者に応じたサポートが必要となります．

透析患者の心理やストレスを理解し，十分にコミュニケーションをはかり，想いに対する傾聴と共感をとおして信頼関係を築き，その人らしい生をまっとうできるようチームで支援することが大切です．

近年，透析患者やその家族，および医療スタッフの精神的諸問題に対して，多職種が協働して解決策を模索するサイコネフロロジーに基づくケアの重要性が高まっています．

はじめに

　わが国の人口の高齢化は著しく，透析患者も同様に高齢化しています．導入患者の平均年齢も年々高齢化の一途を辿り，認知症や脳血管疾患の割合も増加し，意思疎通が困難となり，精神心理的に不安定で社会経済的に多くの問題を抱えています．そして，サポートが必要な患者も増加し家族を巻き込む必要があります．独居患者は社会支援を活用し支援団体の協力を得ながら，患者背景を考慮した対応にあたる必要があります．

　透析医療はチーム医療ですが，心理的ケアもチームでかかわることが必要となります．患者の話や態度に意識を集中し，心を込めて傾聴することが大切です．透析中の患者が不安や不穏に陥った際，話や訴えを傾聴することで，安心感をもたらし気持ちが落ち着きます．

　"患者の想いはどこにあるのか"を患者とともに，ときにはチームで模索しましょう．

透析患者とはどんな人？

　透析患者に対して，よい印象をもっていない人がいます．しかし，そのような方はごくわずかです．また，たとえそんな方でも，十分なコミュニケーションをとり，これまでの生活背景や人生観を知ることで，その「人となり」を理解できるようになり，時間はかかりますが，お互いに信頼し合える良好な関係を

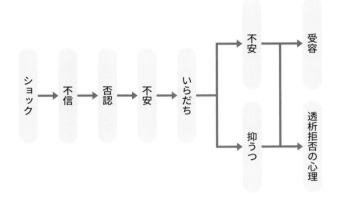

図1 ● 透析導入が必要となったCKD患者のたどる心理的プロセス

（春木繁一：サイコネフロロジーの臨床－透析患者のこころを受けとめる・支える．p.34，
メディカ出版，2010より引用）

築くことができます．終末期～生が終わる日までのお付き合いになるわけです
から，患者理解ができていつもやさしく，ときに厳しい透析医療のプロフェショ
ナルナースを目指しましょう．

透析導入期患者の心理（図1）

　透析導入期患者の心理問題は，喪失体験と受容の二つに分けることができま
す．初めは導入したことによる役割，立場，仕事，人間関係，生活の変化など，
これまでの自分を失っていくような喪失体験の心理にありますが，喪失を受け
止め，徐々に受容していきます．

　受容の心理として，透析を受けられてよかったと思う反面，ずっと続く不安，
後悔，抑うつといった心理にもあり，患者自身がどのようにとらえるのか，ま
た医療者はどのように支えていくかが重要な視点となります．

長期透析患者の心理

- 「ほどよさ」を心得ており，ある程度の節度でコントロールできているという
  心理
- 透析のおかげで長期に生きてこられたことに感謝する心理
- 芯の強さ，頑固・強情な心理があり，簡単には自説や主張を曲げないという
  心理
- 死についての根源的な隠された不安を有している心理
- 希望がほしい，希望をもちたいという心理

透析患者の精神的ストレス

- 透析治療への不安
- 療養生活への不安

- 家庭・社会への不安
- 死への不安を慢性的に抱えた状態

透析患者家族のストレス

- 患者の透析治療中心の生活への組み替え
- 患者にかかわる時間・労力・経済的負担
- 食事管理の負担・責任感
- 医療スタッフとのかかわり
- 長期透析によるさらなる高齢化・疲労など

透析患者に対するサポートとは？

すべての患者に行う基本的な心理的ケア[2]

①ていねいな身体的治療とケア
- できるだけよい身体的状態をつくり，維持する
- 患者の身体的な自覚症状をできるだけ緩和する
- 一つひとつのケアを丁寧に行う
②「話の聞き方」の工夫：協力的な治療関係をつくるための話の聞き方
③「共同意思決定」の重視

各職種の役割

- 医師：疾患の診断，専門機関の紹介
- 看護師：精神的・身体的ケアや指導，合併症の早期発見，社会支援，家族支援
- 臨床工学技士：透析条件の提案，施設環境の提供
- 管理栄養士：食事療法の指導，栄養管理によるQOLの向上
- 医療ソーシャルワーカー：社会保障，福祉制度，地域連携

患者・家族理解と看護実践

　看護は，あらゆる年代の個人，家族，集団，地域社会を知ることから始まります．看護の目的は，健康の保持増進，疾病の予防，健康の回復，苦痛の緩和を行い，生涯をとおしてその最期まで，その人らしく生をまっとうできるように援助を行うことです．患者・家族が抱える問題に迅速に対応し看護の目的をより的確に達成させるために有用なツールとなる看護理論を一部紹介します．

セルフケア理論

　オレム（Orem）のセルフケアの定義をもとに，人がなぜ，どのようにして自分

自身をケアし，また自分に依存している人をケアするのかを説明している理論.

目標達成理論

看護師と患者が互いに情報を伝達し合い，解決が必要な問題に対する目標と，目標達成への手段を共同し立案．それぞれの役割を果たしながら目標達成へと向かう，問題解決的な考え方をまとめた理論.

家族看護理論

患者を含めた家族の危機的状態を整理し，家族が適応過程へと移行できるよう支援できる理論.

ストレス・コーピング理論

心理的ストレス反応として現れる過程をモデル化し，アセスメントに基づいた看護支援を行う理論.

病みの軌跡

インタビューガイドに沿い質問，語りを得て，理論に従い整理し，予測できる課題に対する最適な選択(行路の選択)をするために共同で意思決定を進める理論.

効果的なコミュニケーション技術

コミュニケーション技法

コミュニケーションのタイプは，言語的コミュニケーションと非言語的コミュニケーションの2つに分けられます．主なコミュニケーション技法に，うなずきと相づち・繰り返し・明確化・要約・共感・開かれた質問，その他，沈黙・効果的な促しなどの技術もあります．

看護師は積極的にコミュニケーション技法を学んで活用し，患者の言葉や動作に耳を傾け共感的理解を行い，問題解決に向けた意思決定へと支援を行うことで，良好な信頼関係の構築につながります．

ナラティブ・アプローチ

患者の語る物語を聴き解決方法を見出していきます．専門家として，会話をリードし，指導や助言，断定することなく，語り手と対等な立場で傾聴し，二者が共同して新しい物語をつくり上げていくことが重要です．そして，ナラティブ・アプローチは過去の生活を理解し，将来の活動を設計するための枠組みも提供できます (**表**1).

第6章 透析患者の生活支援

表1 ● ナラティブ・アプローチ効果

- コミュニケーションを助ける
- 対象理解・関係性を深める
- 看護に活用できる
- 自分の課題に気づく
- 精神的サポートやセラピーを受ける効果がある
- 生きることへの深い学びがある

(日本腎不全看護学会：第1回DLN認定試験・受験対策サポート研修（講座1～7）．p.12，中外製薬，2010を参考に作成)

サイコネフロロジーとは？

略語

CKD
慢性腎臓病：chronic kidney disease

慢性腎臓病（CKD）領域にサイコネフロロジー（psychonephrology）という分野があります．腎臓病学（nephrology）と心身医学（psychosomatic medicine）・精神医学（psychiatry）・心理学（psychology）・看護学などとの共通する部分を扱い，患者や家族の「こころ」を扱う学問です．

サイコネフロロジーで扱う領域

- 慢性腎臓病患者の精神的ケア
- 腎代替療法にかかわるスタッフのメンタルヘルス
- 慢性腎臓病患者の腎代替療法にかかわる意思決定支援（非導入・中止を含む）
- 非がん患者の緩和ケア
- 精神疾患・精神症状をもつ慢性腎臓病患者の診療（とくに認知症）

サイコネフロロジーは心の問題を扱う学問

透析患者は，心理的社会的な因子が強く関連し合い，透析にいたるまでの歴史があります．そしてこれからは，認知症などの精神疾患をもつ患者，透析の非導入や中止にかかわる意思決定支援など，多岐にわたる心の問題を問われる場面に遭遇することになります．患者の現在，過去，未来を総合的に診る看護師を目指しましょう．

引用・参考文献

1. 春木繁一：サイコネフロロジーの臨床－透析患者のこころを受けとめる・支える．p.34，メディカ出版，2010
2. 篠田俊雄ほか監：基礎からわかる透析療法パーフェクトガイド，改訂第2版．p.303-308，学研メディカル秀潤社，2021
3. 一般社団法人日本サイコネフロロジー学会ホームページ
   http://www.jspn-ndt.com/（2021年8月10日検索）
4. 日本腎不全看護学会：第1回DLN認定試験・受験対策サポート研修（講座1～7）．p.12，中外製薬，2010

6. 災害時における対策

● 大規模災害の発生により停電や断水が起こると，十分な電力と水を必要とする透析を続行することが困難となるため，透析施設は普段から正しい災害対策を講じる必要があります．

● 災害時は透析不足により水分やカリウムが蓄積しやすく，心不全や高カリウム血症などを合併するリスクが高まるため，水分や食事管理の意識を高くもってもらうよう，日頃からの患者指導が重要です．

● 薬の管理，災害時の緊急透析カードの常時携帯，災害用伝言ダイヤルやSMSなどの患者連絡手段の周知など，災害に備えた事前の対応が重要です．

災害時，透析はどうなる

　透析は災害の影響を受けやすい治療です．災害により，電気・水道・ガスなどのライフラインが破綻した場合，治療を行うことができません．

　大規模な地震災害では，停電や断水などが透析不能の原因になります．停電復旧に関しては阪神淡路大震災で48時間，東日本大震災では72時間以内と2～3日かかり，断水復旧に要する時間はどちらの震災でも7日以上かかっています．

　十分な電力と水が必要な透析にとって，災害時に通常どおり透析を行うことが非常に困難であることがわかります．

　そのため，各透析施設は大規模災害に向けて，正しい災害対策を行う必要があります．

災害時の透析治療（図1）

　十分な電力・水が得られない場合，通常の透析を受けることができない可能性が出てきます．

　そのため，透析不足により体内に水分やカリウムが溜まりやすく，溢水による心不全・高カリウム血症による心筋障害などを発症するリスクが高まり，非常に危険な状態になります．

　これらのリスクを下げるため，透析患者には日頃から水分・食事管理の意識を強くもっていただかなければなりません．

第6章　透析患者の生活支援

透析中・透析室で行える災害対策

透析中に行える災害対策（図2）

基本の3原則

　図2に示す基本の3原則を行うことで，落下物によるダメージ軽減・透析回路の外れ防止・透析患者の落下を防ぐことができます．いざというとき，素早く動けるよう私たちは患者とともに日頃から防災訓練などを行い習慣づけることが大切です．

止血バンドをベッド柵に巻く

　当院では，日頃からすべての患者に止血バンドをベッド柵に巻いてもらっています．大規模災害では一刻の猶予もありません．止血バンドを机やベッド上に置いておくと，地震の揺れにより紛失する可能性があります．常に一定の位置に置いて素早く返血作業が行えるようにしています．

透析室で行える災害対策

　災害発生時でも透析治療を行うため透析室内の設備を守らなければなりません．

　表1に示す4つの対策により，震度6強までの地震であれば透析装置の損害を抑えられることが明らかになっています．

　設備の耐震対策として，今後も各透析施設ではこれらの対策を実施していくことが重要です．

・透析を数日受けられない ・透析回数の減少 ・透析時間の短縮	・除水不足による水分過多 ・透析不足による高カリウム ・老廃物の蓄積	・溢水による心不全 ・高カリウム血症 ・免疫力低下　など

図1 ● 停電・断水時に透析はどうなるのか

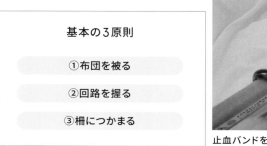

基本の3原則
①布団を被る
②回路を握る
③柵につかまる

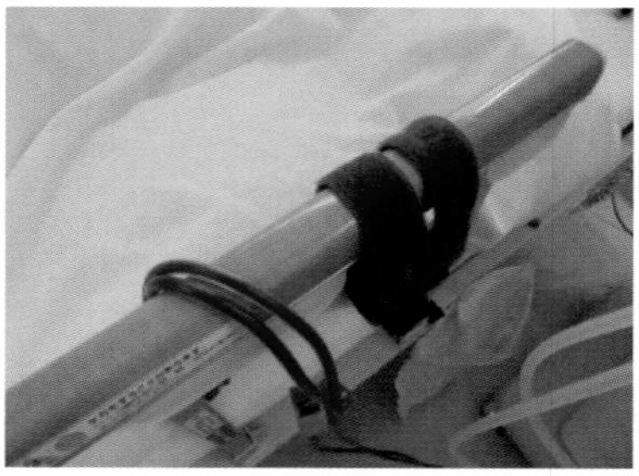

止血バンドをベッド柵に巻く

図2 ● 透析中に行える災害対策

表1 ● 透析装置における4つの基本的災害対策

①転倒防止対策	透析用監視装置キャスターはロックせず，揺れに対し逆らわせない
②転落防止対策	透析ベッドのキャスターは4点ロック，または2点ロックとする
③破損防止対策	透析液供給装置，逆浸透(RO)装置は床面にアンカーボルトなどで固定する
④漏水防止対策	透析液供給装置，逆浸透膜(RO)装置等から派生する配管には必ずフレキシブルチューブを使用する

(赤塚東司雄：災害に学ぶ―過去から(2) 2003年十勝沖地震．臨牀透析 22(11)：1483-1490，2006を参考に作成)

災害時の食事と薬の管理

食事の管理

　災害時に命を繋ぐために，まずはしっかり食べることが大切ですが，どんな食物が支給されるかわかりません．災害時の食事の管理において重要となる4つのポイントを**表2**に示します．

薬の管理

　災害はいつどこで起こるかわからないため，普段の処方薬の2，3日分は常に携帯してもらいます．とくに，カリウム吸着薬（カリメート経口液，アーガメイトゼリー，ケイキサレートなど）は高カリウム血症の予防を目的に，透析療法が受けられない状況になったときに1日1回を目安に服用してもらう必要があるためとても大切です．

表2 ● 災害時の食事の管理：4つのポイント

①カリウム摂取を減らす	高カリウム血症による心筋障害を防ぐため
②塩分を普段の半分くらいに控える	溢水による心不全を防ぐため
③エネルギーを確保する	エネルギー摂取が不足すると体内で筋肉を分解し，その際多くの尿毒素とカリウムが生じる危険な状態に陥るため
④タンパク質過剰摂取注意	尿毒素蓄積による免疫力低下を防ぐため

透析手帳（災害カード）の携帯

　災害カード（**図3**）には，透析条件・基礎体重・緊急連絡先・禁忌薬・感染症の有無など 緊急時に必要な情報が記載されています．

　災害発生時，患者はいつも透析を受けている施設で透析ができるとは限りません．

そのため，他の医療機関で円滑に透析を受けやすくするため災害カードを常に携帯してもらうことが重要です．

当院では災害カードのケース（**図4**）を色分けして患者の状態を把握しています．

緑色：自力で階段可・行動できる人
黄色：スタッフ同行で階段可・行動できる人
赤色：スタッフ同行があっても階段不可・行動できない人

これにより，災害発生時，患者をグループに分け避難させることができます．

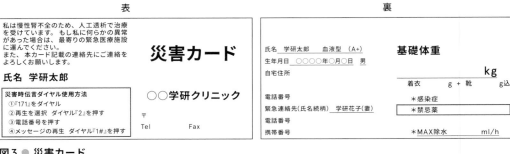

図3 ● 災害カード

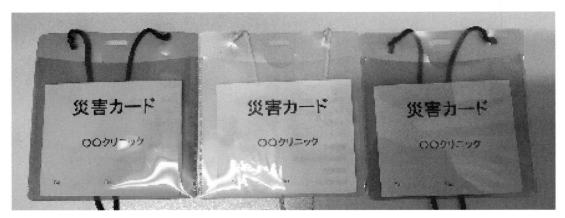

図4 ● 患者の状態により色分けした災害カードのケース
緑色：自力で階段可・行動できる人
黄色：スタッフ同行で階段可・行動できる人
赤色：スタッフ同行があっても階段不可・行動できない人

患者連絡手段

災害用伝言ダイヤル

　大規模災害時は電話回線が通じにくい可能性があります．そのため，NTTの災害用伝言ダイヤル（**図5**）を利用し患者に透析可否を確認してもらいます．

ショートメッセージサービス（SMS）

　災害伝言ダイヤル以外の患者連絡手段の1つとしてSMSがあります．

　SMSは，携帯電話（ガラケー）・スマートフォンの電話番号だけでメッセージを受送信できるサービスです．

　SMSには主に次の4つの機能があり，患者連絡において有用性が高いツールです．

> ①メッセージの一斉送信が可能
> ②メッセージの予約送信が可能
> ③受信側の既読確認が可能
> ④電話回線を使うため，メッセージの到達率が高い

　当院では災害伝言ダイヤルとSMSを併用して，より確実な情報提供を行えるよう努めています．

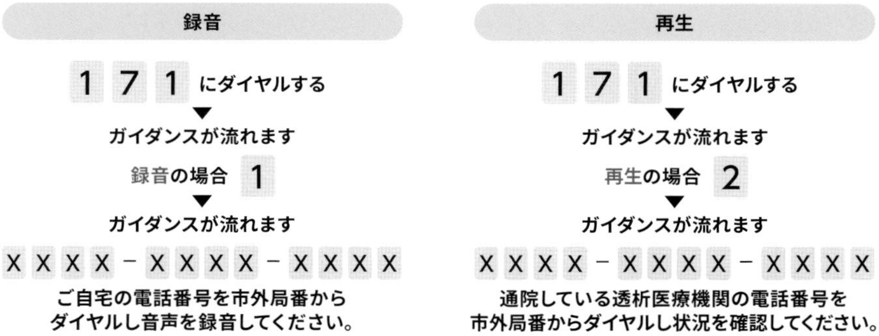

録音

1 7 1 にダイヤルする
▼
ガイダンスが流れます
録音の場合 **1**
▼
ガイダンスが流れます
× × × × - × × × × - × × × ×
ご自宅の電話番号を市外局番から
ダイヤルし音声を録音してください。

再生

1 7 1 にダイヤルする
▼
ガイダンスが流れます
再生の場合 **2**
▼
ガイダンスが流れます
× × × × - × × × × - × × × ×
通院している透析医療機関の電話番号を
市外局番からダイヤルし状況を確認してください。

図5 ● 災害用伝言ダイヤルの使い方
（腎臓病・透析に関わるすべての人の幸せのための「じんラボ」．https://www.jinlab.jp/basic/other_3disaster_1usually.htmlより2021年11月16日検索）

自分の身は自分で守る！

　災害時に大切なことは，患者自身が自分を守るという気持ちを持つことです．「コンプライアンス」だけでは自分の身を危険に晒すことになります．事前の準備と心構えを常日頃から持ち，「アドヒアランス」を向上させることが重要です（図6）．

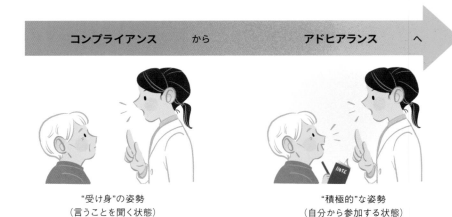

図6 ● コンプライアンスとアドヒアランス

引用・参考文献

1. 赤塚東司雄：災害に学ぶ―過去から（2）2003年十勝沖地震. 臨牀透析 22（11）：1483-1490，2006
2. 腎臓病・透析に関わるすべての人の幸せのためのじんラボ. https://www.jinlab.jp/basic/other_3disaster_1usually.html（2021年12月23日検索）

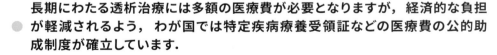

7. 社会資源の活用

● 長期にわたる透析治療には多額の医療費が必要となりますが，経済的な負担が軽減されるよう，わが国では特定疾病療養受領証などの医療費の公的助成制度が確立しています．

● さらに透析患者が利用できる社会資源には，障害年金，身体障害者手帳，種々の医療費給付制度，介護保険，障害福祉サービスなどがあります．

● 制度やサービスの内容は地域により異なるため，医療ソーシャルワーカーや市区町村の担当者に確認し相談するなど，これらの社会資源を十分に活用できるよう支援することが重要です．

医療費に関する制度について

　人工透析治療を行うにあたり，維持血液透析では月に約40万円，腹膜透析では月に約30 〜 50万円負担する必要があります．長期にわたる治療の医療費について心配される方も多いと思いますが，経済的な負担が軽減されるよう現在は医療費の公的助成制度が確立しています．

　主な制度は以下の通りです．

特定疾病療養受領証（表1）

　特定の病気の治療を長期間続ける場合，この医療証を活用することができます．人工透析治療が必要な慢性腎不全の患者も対象となり，透析治療の自己負担の上限が1か月1万円となります．

自治体独自の医療費助成制度（障害者医療費助成制度・後期高齢者福祉医療費制度）（表2）

　都道府県や市町村といった地方自治体独自の公費負担医療制度です．本項では，障害者医療費助成制度・後期高齢者福祉医療費制度と呼んでいますが，重度心身障害者医療費助成制度など地域によって呼び方はさまざまです．

　障害者医療費助成制度は，障害がある方が病院を受診したとき医療費の自己負担額を助成する制度です．

　後期高齢者福祉医療費制度は，「75歳以上の人」と「65歳から74歳で一定の障害者」を対象としており，こちらも障害がある人が病院を受診したとき医療費の

第6章 透析患者の生活支援

表1 ● 特定疾病療養受領証

対象疾病	人工透析を必要とする慢性腎不全[*1]，血友病，後天性免疫不全症候群
自己負担額	1万円/月（上限）〔上位所得者の場合は2万円/月（上限）〕
助成対象	同じ医療機関等で支払う同じ診療月内の医療費（入院・外来・薬局毎に負担）
助成対象外	入院時食事療養，生活療養標準負担額
発行	加入している保険者によって異なる（国民健康保険，健康保険など）[*2]
申請先	保険者の加入管轄によって異なる[*3]
申請時に必要な物	国民健康保険：特定疾病療養受療証申請書，印鑑（本人・代理人），保険証（本人・保険証），（代理人の場合）委任状 健康保険：特定疾病療養受療証申請書

*1 腎移植後の患者は人工透析を必要としないため適用外（ただし，医療費助成制度・自立支援医療の継続利用は可能）
*2 加入している保険者が変更になった場合は併せて特定疾病療養受領証も要変更
*3 国民健康保険→市町村役場，健康保険→加入中の医療保険者

表2 ● 自治体独自の医療費助成制度

	障害者医療費助成制度	後期高齢者福祉医療費制度
対象	〜64歳の身体障害者手帳1〜3級[*1]の障害者	• 75歳以上の人 • 65〜74歳の身体障害者手帳1〜3級[*2]の障害者
自己負担額	通院（外来）： 1.8万円/月（年間上限：14万4,000円） 入院： 57,600円/月（多数回：44,400円/月）	医療費の1割
助成対象	医療保険の対象となる医療費，薬剤費など	
助成対象外	医療保険の対象とならないもの，他の公費医療で助成される医療費など	
申請先	居住している市町村の役場の窓口[*3]	
申請時に必要な物	身体障害者手帳，保険証，印鑑（いずれも本人の），マイナンバーカード（通知カード，もしくは個人番号の記載された住民票の写しなど），身分証明書（運転免許証など）	

*1 腎機能障害の場合は1〜4級対象
*2 一部の県では4級まで対象
*3 市町村によって所得制限が設けられている場合もある

自己負担額を助成する制度です．

65歳以上で，障害者医療費助成制度の対象要件に該当する人のうち，後期高齢者福祉医療費制度の対象になり得る障害のある人が医療費の助成を受けるには，後期高齢者福祉医療費制度の利用を申請し認定を受ける必要があります[1]．

ただし，両制度とも所得制限を設けている地域があり，居住地によりこの医療証を取得できない可能性があるため，居住地の申請窓口への確認が必要です．

自立支援医療（更生医療）

自立支援医療の更生医療は，身体障害者手帳を持っている18歳以上の方が，その障害を軽減したり，悪化を防いだりするための治療を行う場合に，世帯の

所得に応じて医療費を助成する制度です[2]. 医療機関・薬局で利用することができます.

　自立支援医療の更生医療（＝自立支援医療証）を申請するためには，身体障害者手帳をもっていることが条件になります．これは，障害者医療費助成制度・後期高齢者福祉医療費制度と同様，障害があると認定されたうえで発行される医療証であるためです.

　身体障害者手帳と連動している医療証であるため，助成対象はその障害の治療費に限られ，疾病を対象とする一般医療は対象外となります．人工透析患者の場合は，「腎機能障害」に関する医療でしか利用できません．そして，自立支援医療証には，受診する医療機関・薬局を「指定医療機関」として事前に役所で登録する必要があります．自立支援医療証に記載のない医療機関・薬局では利用することができません．登録してある医療機関・薬局を変更したい場合は事前に役所で変更の手続きが必要となります.

Point 変更の際は受診したい病院が「指定医療機関」の認定を受けているか，確認を行う.

申請時に必要となる物
- 自立支援医療（更生医療）（人工透析）要否判定意見書，印鑑・保険証（本人）

・医療費助成制度のまとめ

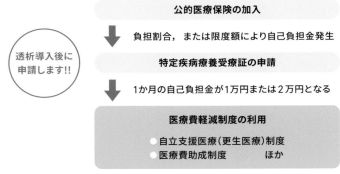

透析導入後に申請します!!

公的医療保険の加入

↓ 負担割合，または限度額により自己負担金発生

特定疾病療養受療証の申請

↓ 1か月の自己負担金が1万円または2万円となる

医療費軽減制度の利用
- 自立支援医療（更生医療）制度
- 医療費助成制度　　　　ほか

所得に応じて，自己負担金なし，または自己負担金軽減

図1 ● 医療費助成制度のまとめ
（善仁会グループ：透析を導入した後の医療費について.
https://www.zenjinkai-group.jp/dialysis/price_system/（2021年8月19日検索）を改変）

障害年金について

　障害年金は公的年金加入者が65歳未満で病気やけがによって生活や仕事などが制限されるようになった場合，受け取ることができる年金です．

　障害年金には，「障害基礎年金」と「障害厚生年金」があり，病気やけがにより初めて医師の診察を受けたとき（初診日）に，国民年金に加入していた場合は「障害基礎年金」，厚生年金に加入していた場合は「障害厚生年金」が請求できます．

　また，障害年金を受け取るには，いくつかの条件が設けられています．

　人工透析療法を受けている方が障害年金を受給できる条件は図2に示すように「年齢」「保険料の納付状況」「透析治療の期間」という3つの条件をクリアしなければなりません．

　納付状況がわからない場合，また，状況によっては申請できない可能性もありますので，管轄の年金事務所もしくは住所地の市区町村役場で確認をしたうえでの申請がスムーズです．

> **申請時に必要となる物**
> 年金手帳，医師の診断書（所定の様式あり），受診状況等証明書，病歴・就労状況等申立書，受取先金融機関の通帳（本人名義），身体障害者手帳，本人の生年月日を明らかにできる書類（戸籍謄本，戸籍抄本，戸籍の記載事項証明，住民票，住民票の記載事項証明書のいずれか）

　実際に障害基礎年金の場合はいくらもらえるのでしょうか？　厚生労働省から発行されている『国民年金「障害基礎年金」2021年度版』のパンフレットには図3のように示されています．

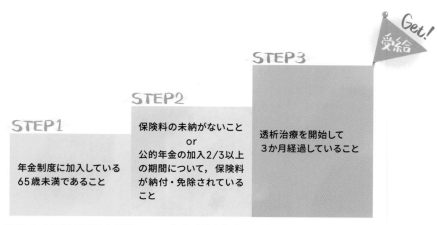

図2 ● 人工透析療法を受けている患者が障害年金を受給できる条件

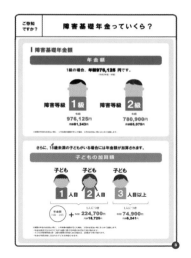

図3 ● 障害基礎年金っていくら？

(厚生労働省：国民年金「障害基礎年金」2021年度版，p.3，2021
https://www.mhlw.go.jp/content/12500000/000806386.pdfより2021年11月16日検索)

身体障害者手帳

　身体障害者手帳とは，視覚，聴覚，平衡機能，音声・言語・そしゃく機能，肢体不自由，心臓・じん臓・呼吸器・ぼうこうまたは直腸・小腸・免疫・肝臓機能に障害のある人に交付されます[3]．

　人工透析療法が必要な方は「じん臓」の分類に該当し，血液中のクレアチニン[*1]（血清クレアチニン）の濃度により，身体障害者手帳腎機能障害1・3・4級のいずれかを取得することができます．

　身体障害者手帳腎機能障害の1・3・4級の基準は**表3**に示すとおりです．

　身体障害者手帳を取得している人は，税金・公共料金の免除などを受けられるサービスがあります．サービス内容の詳細については，居住地域の申請窓口にて確認が必要です．

申請時に必要となる物
①新規申請の場合
身体障害者手帳診断書，顔写真1枚（縦4cm×横3cm），印鑑，保険証
②等級変更の場合
身体障害者手帳診断書，顔写真1枚（縦4cm×横3cm），身体障害者手帳，
印鑑，保険証

用語解説
＊1　クレアチニン
クレアチニン（Cr）は筋肉で生成される老廃物の1つで，その大部分が腎臓の糸球体で濾過され尿中に排出される．腎機能が低下すると血清クレアチニン濃度は上昇する[4]．

第6章　透析患者の生活支援

表3 ● 身体障害者手帳腎機能障害1・3・4級の基準

等級	クレアチニン濃度
1級	8.0mg/dL以上
3級	5.0mg/dL以上8.0mg/dL未満
4級	3.0mg/dL以上5.0mg/dL未満

その他の医療費給付制度

高額療養費制度

　通常，病院で治療を受けたり薬局で薬をもらうと，医療費は負担割合によって1〜3割かかります．しかし，長期にわたる治療を行うと医療費もその分かかるため，家計の負担になります．そうならないよう，病院や薬局の窓口で支払う医療費が1か月（暦月：1日から末日まで）で上限額を超えた場合，その超えた額を支給する「高額療養費制度」があります．

　上限額は，年齢や所得に応じて定められており，いくつかの条件を満たすことにより，負担をさらに軽減するしくみも設けられています[5]．

指定難病医療費助成制度

　原因が不明で，治療方法が確立していない，いわゆる難病のうち，厚生労働大臣が定める疾病を"指定難病"といいます．指定難病に罹患している患者の自己負担金を軽減してくれる制度です．指定医療機関で行われた医療に限られます[6]．

限度額適用認定証

　高額療養費制度では，病院や薬局から請求された医療費の全額を支払ったうえで申請することにより，自己負担限度額を超えた金額が払い戻しされます．しかし，一時的な支払いだとしても高額な費用を立て替えることになるため，経済的に大きな負担となります．そのため，あらかじめ「限度額適用認定証」の申請・交付を受けるという方法があります．事前に交付を受けた「限度額適用認定証」を病院や薬局の窓口に提示することで，医療機関ごとにひと月の支払額を自己負担限度額までにすることができます（ただし，食事代や保険適用とならない費用〔差額ベッド代など〕は別途支払いが必要です）[7]．

介護保険制度

　介護保険制度は，できるだけ家族の介護の負担を軽くし，介護の負担を社会全体で支え合う仕組みです．介護を必要とする人や家族の選択により，多様な

事業者から保健・医療・福祉のサービスを総合的に受けることができます[8].

　介護保険の制度を利用できる方は2通りで,「第1号被保険者」と「第2号被保険者」に分かれます（**図4**）.

　第1号被保険者は, 65歳以上の介護や支援を必要とする方が対象です. どんな病気やけががもとで介護が必要になったかは問われません.

　第2号被保険者は, 40～64歳の特定疾病により介護や支援が必要と認定された方が対象です. たとえば, 交通事故などが原因で介護が必要になった場合は, 介護保険の対象になりません.

特定疾病とは？

　加齢と関係があり, 要介護・要支援状態の原因となる心身の障害を起こす病気で, **表4**に示すように, 16の疾病が指定されています.

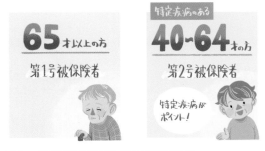

図4 ● 第1号被保険者と第2号被保険者

表4 ● 特定疾病

①がん（医師が一般に認められている医学的知見に基づき回復の見込みが
　ない状態に至ったと判断したものに限る）
②関節リウマチ
③筋萎縮性側索硬化症
④後縦靭帯骨化症
⑤骨折を伴う骨粗鬆症
⑥初老期における認知症
⑦進行性核上性麻痺, 大脳皮質基底核変性症およびパーキンソン病
⑧脊髄小脳変性症
⑨脊柱管狭窄症
⑩早老症
⑪多系統萎縮症
⑫糖尿病性神経障害, 糖尿病性腎症および糖尿病性網膜症
⑬脳血管疾患
⑭閉塞性動脈硬化症
⑮慢性閉塞性肺疾患
⑯両側の膝関節または股関節に著しい変形を伴う変形性関節症

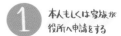

介護保険申請の流れ

① 本人もしくは家族が役所へ申請をする

地域包括支援センターや
居宅介護支援事業所が
代行して申請もできます

1ヶ月程度

② 調査・判定

認定調査員などが申請者の自宅など
に訪問し心身の状態を確認します。
また、主治医が意見書を作成し，
それを元に判定します。

③ 結果通知

1か月程度で通知が届きます

図5 ● 介護保険申請の流れ

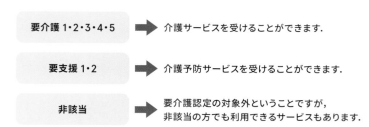

要介護 1・2・3・4・5	➡	介護サービスを受けることができます．
要支援 1・2	➡	介護予防サービスを受けることができます．
非該当	➡	要介護認定の対象外ということですが，非該当の方でも利用できるサービスもあります．

上に行くほど介護が必要な状態です．

図6 ● 介護保険申請後の判定

　介護サービスを利用するには，要支援・要介護認定が必要です．まずは居住市区町村の介護保険担当窓口で申請することから始めます．申請は本人のほか，家族でも行うことができます．もし，本人・家族が申請に行くことが困難な場合は，「地域包括支援センター」「居宅介護支援事業所」「介護保険施設」が代行することも可能です．

　介護保険を申請してから，結果が出るまでの流れは**図5**に示すとおりです．

　申請後は，「非該当」「要支援1・2」「要介護1〜5」のいずれかの判定が出ます（**図6**）．介護度は7段階に分けることができ，数字が付く中では「要支援1」がもっとも軽く，「要介護5」がもっとも重くなります．

　原則，「要支援1〜2」の方は地域包括支援センターに相談，「要介護1〜5」の方はケアマネジャーに相談します（**図7**）．

　介護度により利用できるサービスが異なりますが，代表的なサービスは**図8**に示すとおりです．

　ケアプランの作成には生活状況や，患者・家族の意向や考え，気持ちなどをよく知る必要があるため，信頼関係の構築は大切です．

Q. 介護サービスを利用するには…?

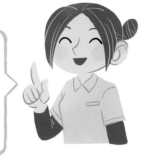

A. ケアマネジャーがどのようなサービスが必要かを一緒に考えてくれます.
「生活するうえでどういった点で困っているのか」というような本人の相談だけでなく, 介護を実施している家族の相談も聞いてくれます.
そのうえで, ケアプラン*(どんなサービスを使うのかを決める計画書)を作成し, それに基づいて支援を行っていきます.

＊：ケアプランの作成は無料

図7 ● 介護サービスを利用するための相談：ケアマネジャーの例

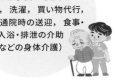訪問介護(ヘルパー)

ヘルパーがご自宅へ訪問し, 生活のお手伝いをします.
(掃除, 洗濯, 買い物代行, 通所・通院時の送迎, 食事・入浴・排泄の介助などの身体介護)

訪問看護

看護師などが自宅に訪問し, 体調の確認や服薬管理などを行います.

福祉用具

介護によって借りることができるものは変わりますが, 歩行器, 車いす, 電動ベッド, 手すりなどが借りられます.

通所介護(デイサービス)

デイサービスセンターで食事・入浴・レクリエーションなどの介護や機能訓練を受けることができます.

通所リハビリテーション

老人保健施設や病院などで, 日帰りのリハビリを受けるサービスです.

住宅改修

お家の環境を整えるため小規模なリフォームができます.(手すりを付ける・段差をなくすなど)

図8 ● 代表的な介護サービス

障害福祉サービス

　障害がある人への支援を定めた法律「障害者総合支援法」に基づいて提供されるサービスのことです.

　対象とする障害者の範囲は,「身体障害者, 知的障害者, 精神障害者(発達障害者を含む)に加え, 制度の谷間となって支援の充実が求められていた難病等(治療方法が確立していない疾病その他の特殊の疾病であって政令で定めるものによる障害の程度が厚生労働大臣が定める程度である者)」としています. 障害者総合支援法による総合的な支援は, 自立支援給付と地域生活支援事業で構成されています[9].

　まずは障害福祉サービスの申請方法から説明します(図9).

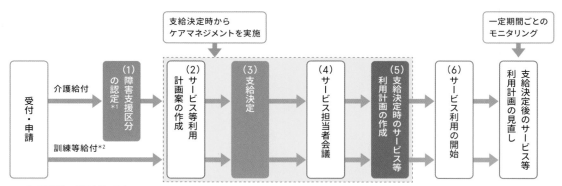

*1 「同行援護」の利用申請の場合
　障害支援区分の認定は必要ありませんが，同行援護アセスメント調査票の基準を満たす必要があります．
*2 「共同生活援助」の利用申請のうち，一定の場合は障害支援区分の認定が必要です．

図9 ● 障害福祉サービス支給の流れ

（全国社会福祉協議会：障害福祉サービスの利用について2021年4月版．p.12-13，全国社会福祉協議会，2021
https://www.shakyo.or.jp/download/shougai_pamph/date.pdfより2021年8月10日検索）

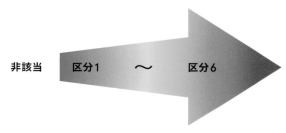

図10 ● 障害福祉サービスの障害支援区分

　申請すると，介護保険と同様に「非該当」「区分1～6」までの7段階から結果が出ます．障害は「介護度」ではなく，「障害支援区分」という呼び方をされます（図10）．数字が付く中では「区分1」がもっとも軽く，「区分6」がもっとも重くなります．

　障害福祉サービスは介護保険と同様，その人に合わせて必要なサービスを組み合わせて利用します．

　介護保険と比較すると，「訓練等給付」という"就労・生活スキルを身につける"サービスや，「自立支援給付」という"医療"に特化したサービスがあるのが特徴です（図11）．

おわりに

　透析治療は，患者にとっても医療者にとっても長いお付き合いになります．透析治療を継続していくなかで，さまざまな公的支援や医療費の助成を受けることができますが，どこに相談をしたらよいかわからず，必要な支援が行き届かない場合があります．制度・サービス内容は居住地域によって内容が変わるため，医療機関のソーシャルワーカーや市区町村役場の窓口での相談が必要です．

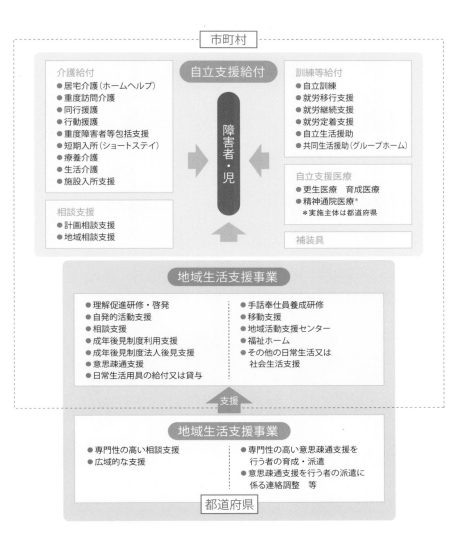

図11 ● 障害者を対象としたサービス

(全国社会福祉協議会：障害福祉サービスの利用について2021年4月版．p.3，全国社会福祉協議会，2021
https://www.shakyo.or.jp/download/shougai_pamph/date.pdfより2021年8月10日検索)

引用・参考文献

1. ウェルネットなごや：障害者医療費の助成
   https://www.kaigo-wel.city.nagoya.jp/view/wel/shiori/medical/jyosei.html（2021年7月22日検索）
2. 中四国エイズセンター：自立支援医療について
   https://www.aids-chushi.or.jp/shakai_fukushi/02/1.html（2021年7月17日検索）
3. ウェルネットなごや：身体障害者手帳
   https://www.kaigo-wel.city.nagoya.jp/view/wel/shiori/tetyou/shintai.html（2021年7月17日検索）
4. 看護roo！：クレアチニン
   https://www.kango-roo.com/word/6551（2021年7月17日検索）
5. 厚生労働省：高額療養費制度について
   https://www.mhlw.go.jp/stf/seisakunitsuite/bunya/kenkou_iryou/iryouhoken/juuyou/kougakuiryou/
   index.html（2021年7月22日検索）
6. 善仁会グループ：透析を導入した後の医療費について
   https://www.zenjinkai-group.jp/dialysis/price_system/（2021年8月19日検索）
7. 全国健康保険協会：限度額適用認定証をご利用ください
   https://www.kyoukaikenpo.or.jp/g5/cat550/1137-91156/（2021年7月26日検索）
8. 名古屋市：介護保険制度について
   https://www.city.nagoya.jp/kurashi/category/10-8-1-0-0-0-0-0-0-0.html（2021年8月10日検索）
9. 厚生労働省：障害福祉サービスの利用について2021年4月版
   https://shakyo.or.jp/download/shougai_pamph/date.pdf（2021年11月16日検索）

第6章 透析患者の生活支援

Index

Clinical Nursing Skills
ひとりだちできる 透析看護
知識・技術，基本的な処置，症状トラブルとケア，合併症と対策

2022年2月5日　初版　第1刷発行

編　集　　山田　哲也
発行人　　小袋　朋子
編集人　　増田　和也

発行所　　株式会社 学研メディカル秀潤社
　　　　　〒141-8414　東京都品川区西五反田2-11-8
発売元　　株式会社 学研プラス
　　　　　〒141-8415　東京都品川区西五反田2-11-8

印刷製本　凸版印刷株式会社

この本に関する各種お問い合わせ先
【電話の場合】
・編集内容についてはTel 03-6431-1237（編集部）
・在庫についてはTel 03-6431-1234（営業部）
・不良品（落丁，乱丁）については
　Tel 0570-000577
　学研業務センター
　〒354-0045 埼玉県入間郡三芳町上富279-1
・上記以外のお問い合わせは
　学研グループ総合案内 0570-056-710（ナビダイヤル）
【文書の場合】
・〒141-8418　東京都品川区西五反田2-11-8
　学研お客様センター
　『Clinical Nursing Skills　ひとりだちできる　透析看護　知識・
　技術，基本的な処置，症状トラブルとケア，合併症と対策』係